LIFE KINETIK®
Gehirntraining durch Bewegung

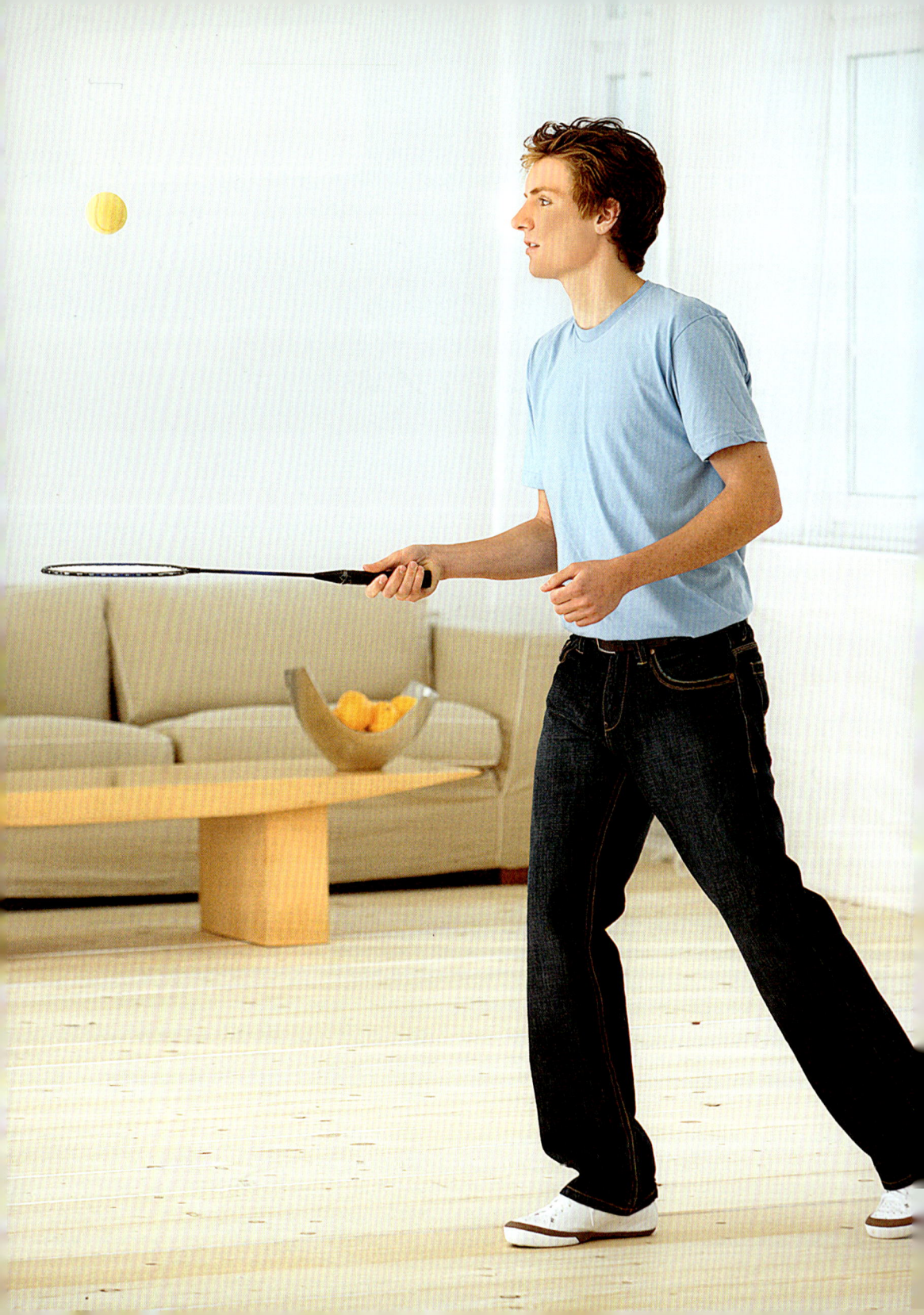

HORST LUTZ

LIFE KINETIK®
Gehirntraining
durch Bewegung

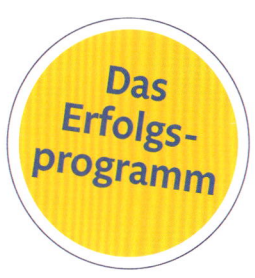

Das Erfolgsprogramm

Was Sie in diesem Buch finden

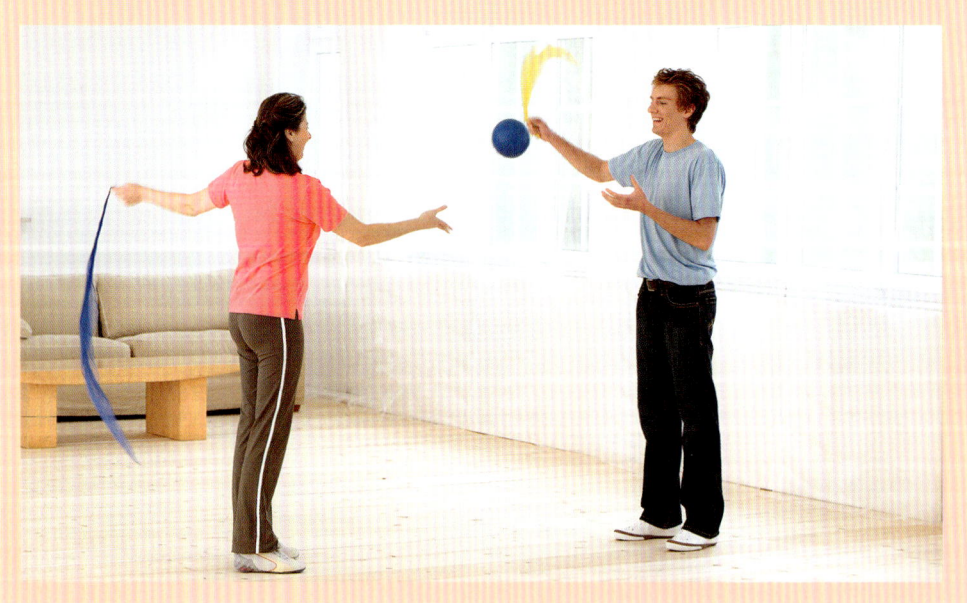

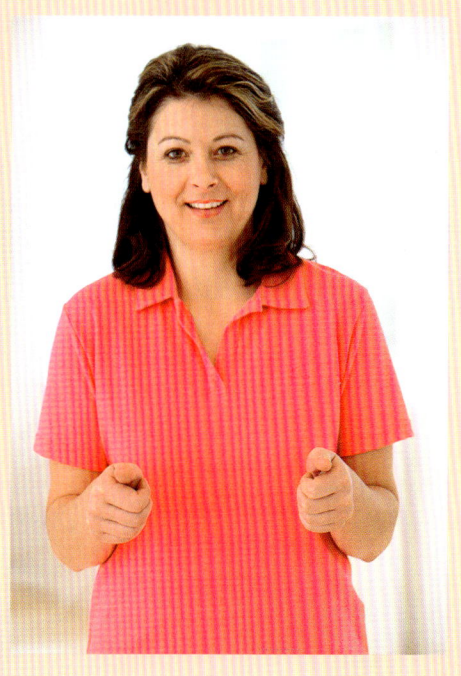

Welches Gehirnjogging hilft wirklich?

Das Thema Gehirnjogging boomt. Kaum ein Tag vergeht, an dem man nicht in der Zeitung, im Radio oder Fernsehen etwas über dieses Thema liest, hört oder sieht. Sudokus, Kreuzworträtsel oder sonstige Denksportaufgaben überschwemmen das Land! Auch die Computerindustrie bietet jede Menge Programme und Spiele an, die das Gehirn trainieren.

Ich finde diese Entwicklung großartig, weil dadurch ein Bewusstsein dafür entsteht, nicht nur den Körper fit zu halten, sondern auch das Gehirn. Andererseits werden mit den meisten dieser Angebote immer die gleichen Fähigkeiten unterstützt: isoliertes Denken und Grübeln über einer Aufgabe.

Aber hilft uns das im Leben wirklich weiter oder dient es lediglich dazu, den geistigen Verfall etwas zu bremsen?

Gegen die Tücken des Alltags ...

Stellen Sie sich die folgende Situation vor: Sie möchten den Mittagstisch aufräumen. Dazu nehmen Sie in die linke Hand einen Stapel Teller mit Besteck, stellen den Brotkorb in die Ellbogenbeuge und greifen mit der rechten Hand nach dem Suppentopf. Kaum sind Sie zwei Schritte in Richtung Küche gelaufen, merken Sie, dass der Brotkorb rutscht. Jetzt kommt Stress auf! Was sollen Sie bloß machen? Schneller gehen, um die Küche zu erreichen, bevor der Korb fällt? Den Arm mit den Tellern so nach außen bewegen, dass der

Korb wieder gut liegt, die Teller aber nicht zu Boden fallen? Umkehren und entweder den Suppentopf abstellen, um den Brotkorb zu greifen oder den Brotkorb auf den Tisch fallen lassen? Mit dem Suppentopf den Brotkorb festklemmen? Die Teller fallen lassen oder den Suppentopf wegwerfen, um den Brotkorb aufzufangen? Den Brotkorb fallen lassen? Oder einfach nur um Hilfe schreien?

Wenn Sie sich nicht schnell entscheiden, werden Sie die Tellerstapel beim ungeschickten Versuch, den Brotkorb aufzuhalten, umstoßen. Der Brotkorb fällt hinterher und weil es nun sowieso schon egal ist, werfen Sie vor lauter Zorn den Suppentopf absichtlich auf den Boden!

... besser gewappnet sein

Glauben Sie, dass Gehirnjogging mit Rätseln das verhindern kann? Ist es nicht wirkungsvoller, wenn

- durch geeignetes Schulen Ihrer Sinne, Ihr Tastsinn schon zu Beginn die falsche Position des Brotkorbs bemerkt oder zumindest dessen Rutschen rechtzeitig registriert?
- Ihre Augen schneller erkennen, wie stark die Ausweichbewegung sein muss, um den Tellerstapel nicht umzuwerfen und das Brot dennoch zu retten?
- Sie trotz einer blitzschnellen Bewegung des linken Armes den rechten Arm unab-

hängig davon ruhig halten können und damit die Suppe nicht zum Überschwappen bringen würden?

Ihrem Blutdruck wäre sicher schon geholfen, wenn Sie schnell feststellen, dass das geringste Übel der fallende Brotkorb ist, da der Staubsauger die Krümel schnell beseitigt und Sie dadurch die Teller und den Suppentopf »retten«!

Ein Gehirnentfaltungsprogramm

Life Kinetik® verbindet die Arbeit Ihrer Sinne mit Bewegung und kniffligen Aufgaben für Ihr Gehirn. Das Training macht auch noch Spaß. Sie werden in vielen Bereichen des täglichen Lebens leistungsfähiger, selbstbewusster und machen weniger Fehler. Dabei spielt es keine Rolle, ob der Übende 5 oder 85 Jahre alt ist. Jeder profitiert davon. Das haben inzwischen auch einige Hochleistungssportler festgestellt. Viele Sportler aus den Bereichen Fußball, Handball, Badminton, Tennis, Leichtathletik, Eishockey, Golf, Biathlon und nicht zuletzt seit Herbst 2007 die gesamte deutsche alpine Skinationalmannschaft trainieren mit dem Life-Kinetik®-Bewegungsprogramm. Sie alle sind davon überzeugt, dass sie durch Life Kinetik® ihren Beruf erfolgreicher ausführen können. Allerdings geht das auf Dauer nicht ohne einen ausgebildeten Life-Kinetik®-Trainer. Dieses Buch bietet Ihnen aber die Möglichkeit, mit Hilfe der CD auch ganz allein die ersten Life-Kinetik®-Schritte kennenzulernen. Der Einzige, der jetzt noch Ihren Erfolg

verhindern kann, sind Sie selbst. Starten Sie, und nutzen Sie die bisher verborgenen Schätze Ihres Gehirns – es wird Ihnen dankbar sein!

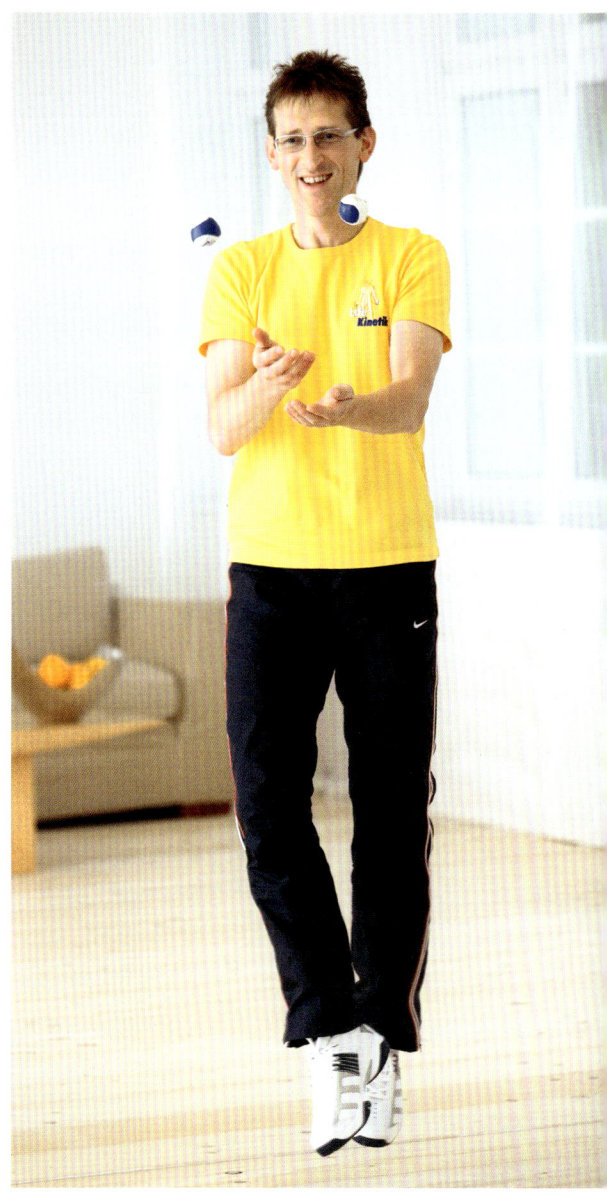

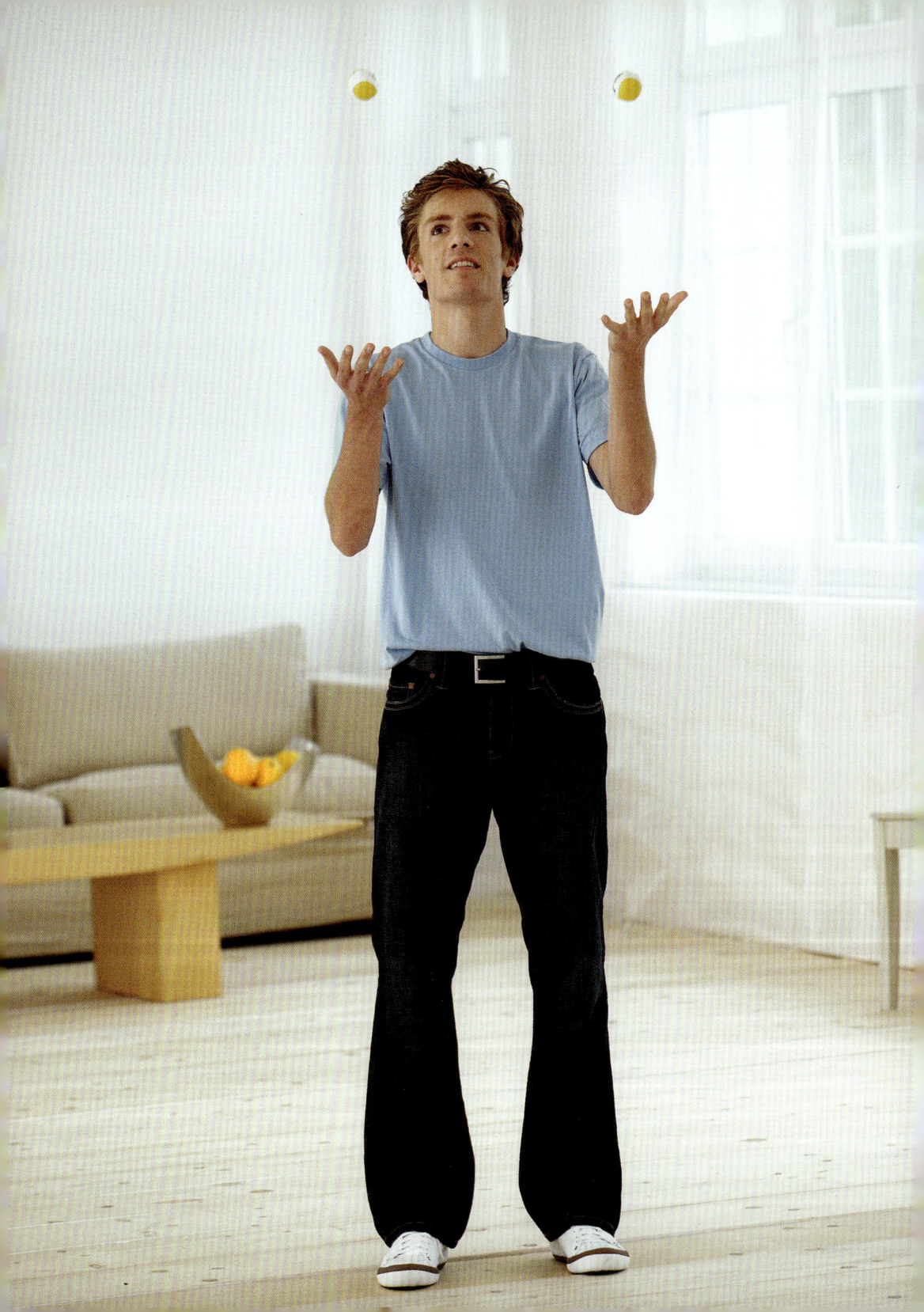

Das leistungsfähige Gehirn

Alle wollen schlau sein! Und wir sind es auch! Jedes Gehirn ist um Welten

leistungsfähiger als das gigantischste Rechenzentrum der Welt. Aber

warum klagen immer mehr und vor allem auch jüngere Menschen darüber,

dass ihr Gehirn nicht mehr so gut arbeitet wie früher? Im folgenden

Kapitel erfahren Sie, warum das so ist und was Sie dagegen tun können.

Gedanken zu den Gedanken

»Die unendlichen Weiten ...« Bei diesen Worten erscheinen Ihnen wahrscheinlich Bilder vor Ihrem geistigen Auge, die Sie an eine Science-Fiction-Serie oder die Great Plains in Amerika erinnern. Doch so weit müssen Sie nicht denken.

Ihr unerschöpfliches Potenzial

Auch Sie haben unerschöpfliches Potenzial, genauer gesagt Ihr Gehirn! Es bietet Ihnen unendliche Möglichkeiten, von denen Sie nur einen kleinen Bruchteil nutzen. Es ist gerade so, als säßen Sie in einem Sportwagen mit 600 PS und würden mit 20 km/h über die Autobahn schleichen. Oder Sie lebten in einem Haus mit einer Wohnfläche von 300 m² und würden sich nur in der Küche aufhalten. Gewiss, diese Vergleiche hinken etwas, weil Sie sicherlich genau wissen, wie Sie die 600 PS oder die übrigen 275 m² besser nutzen können. Wie aber soll man das Potenzial der grauen Gehirnzellen abrufen? Gas geben? In andere Räume gehen?

Achtsam und fit!

In gewisser Weise ja! Sie sollten im wahrsten Sinn des Wortes »einfach« nur aktiv werden: Es ist nicht schwierig, die Leistungsfähigkeit des Gehirns zu verbessern. Im Gegenteil, es macht Spaß und weckt neue Lebensgeister.

Bleiben wir doch einmal bei dem Beispiel Haus: Was passiert, wenn Sie dem Gebäude nicht die nötige Aufmerksamkeit schenken, es also abwohnen und verkommen lassen? Logisch, Sie werden irgendwann gezwungen sein, nur noch Teile des Gebäudes zu nutzen, weil in einigen Räumen die Heizung nicht mehr funktioniert, die Fenster undicht geworden sind oder der Putz von der Wand bröckelt. Je älter ein Haus ist, desto mehr Erhaltungsmaßnahmen sind erforderlich.

Das Alter ist keine Entschuldigung

Das gilt auch für uns Menschen! Wenn wir nicht achtsam sind, werden mit zunehmendem Alter immer mehr körperliche und geistige Beschwerden auftreten. Zunächst lässt die Mobilität nach, weil Bewegungen ständig anstrengender werden und die kleinen Wehwehchen uns die Lust danach rauben. Dadurch reduziert sich der Kontakt zur Außenwelt stetig, bis dann das Telefon und das Fernsehgerät die einzige Verbindung zur modernen Welt darstellen. Das Gehirn schlägt immer mehr Kapriolen.
Wir gehen von der Küche ins Wohnzimmer und wissen nicht mehr warum. Wir treffen einen ehemaligen Kollegen beim Einkaufen und können uns nicht mehr an seinen Namen erinnern. Die meisten von uns werden jetzt sagen: »So ist er eben, der Zahn der Zeit!« Aber müssen wir uns damit zufriedengeben?

Selbstverständlich nicht! Verschiedene wissenschaftliche Experimente haben eindeutig belegt, dass die menschlichen Zellen, also auch die Gehirnzellen, unter optimalen Bedingungen durchaus eine Lebenserwartung von 140 Jahren haben. Wir selbst sind es, die durch unser Verhalten mit dazu beitragen können, ob unser Leben erfüllt ist.

Geistige Trägheit fordert ihren Preis

Zugegeben, die moderne Medizin kompensiert vieles und schafft es, uns dennoch immer älter werden zu lassen. Aber um welchen Preis? Die Zahl der Pflegefälle nimmt beängstigende Formen an, unter anderem auch deshalb, weil die Altersdemenz auf dem Vormarsch ist. Immer mehr Menschen leiden an der Alzheimer-Krankheit. Sieben Prozent der über 65-Jährigen haben mittelschwere bis schwere Demenz und jährlich erkranken in Deutschland 200 000 Personen neu. Aber das muss nicht sein! Studien, die in den letzten 30 Jahren durchgeführt wurden, beweisen, dass mentaler Verfall in vielen Formen vermeidbar ist. Da erscheint es doch sinnvoll, darüber nachzudenken, was es zu tun gilt, um bis ans Lebensende geistig fit zu bleiben.

Verweigerung schadet nur

Auch viele der nicht von nachlassenden geistigen Fähigkeiten betroffenen Menschen haben große Schwierigkeiten damit, der rasenden technischen Entwicklung zu folgen. Dabei ist es besonders bedenklich, dass die Bevölkerungsgruppe, die nicht mehr auf dem Laufenden ist, immer jünger wird. Es ist keine Seltenheit, dass ein heute 40-Jähriger sich vehement weigert, E-Mails zu versenden, weil ihm das alles viel zu kompliziert ist. Dabei verlangt unsere Gesellschaft heute mehr denn je geistige Beweglichkeit. Wir müssen unsere graue Gehirnmasse in Schwung halten und ständig fordern.

Der Geist ist kein Schiff, das man beladen kann, sondern ein Feuer, das man entfachen muss! (Plutarch, 1. Jahrhundert n. Chr.)

Manche Menschen leben nach der Devise »Wer rastet, der rostet!« und andere denken sich: »Geistig fit – aber wozu denn?« Oft hört man: »Ich komme auch ohne den technischen Krimskrams gut zurecht.« Aber stimmt das wirklich? Ist es nicht vielmehr so, dass das kreative Auseinandersetzen mit neuen Entwicklungen eine Art Arbeitsplatzsicherung mit Hirn darstellt?

Erfolg macht attraktiv!

Versetzen Sie sich doch einmal in die Lage des Personalleiters eines mittelständischen Unternehmens. Sie haben die Wahl zwischen zwei Bewerbern für eine Kreativposition. Der eine gibt an, mit klassischen Vorgehensweisen bestens vertraut zu sein. Der andere belegt, dass er mit den modernen Office-Programmen, diversen Bildbearbeitungsprogrammen, Netzwerkressourcen, CAD-Programmen und interaktiver Kommunikation arbeitet. Gesetzt den Fall, die beiden wären im selben Alter, Ihnen gleich sympathisch und hätten die gleichen Gehaltsvorstellungen, welchen würden Sie wohl nehmen?

Menschen, die sich geistig fit halten, arbeiten aktiv an der Sicherung ihres Arbeitsplatzes. Das ist gerade in der heutigen Zeit – bei problematischen Bedingungen auf dem Arbeitsmarkt – ein nicht hoch genug einzuschätzender Vorteil! Folglich sind Menschen mit wachem Geist in vielen Dingen erfolgreicher als andere. Wer geistig rege ist und sein Gehirn auf Trab hält, ist kreativ und sprüht vor Ideen. Kreative Menschen setzen sich Ziele, wollen etwas erreichen. Wer sich Ziele setzt und erreicht, hat Erfolg.

Wer erfolgreich ist, unabhängig auf welchem Gebiet, geht selbstbewusst durch das Leben und strahlt diese Sicherheit auch aus.

Digitale Demenz

Die neuen Medien sind aber nicht nur Heilsbringer: Das Schlagwort »Digitale Demenz« macht die Runde. Gemeint ist die Tatsache, dass durch die einfache Informationsbeschaffung, die vielen elektronischen Helferlein und das Überangebot an digitalen Freizeitbeschäftigungen das Gedächtnis leidet und infolgedessen die Kreativität auf der Strecke bleibt. Das betrifft Erwachsene ebenso wie Kinder. Wie häufig beschweren sich Eltern über ihre ideenlosen Kids, die nichts mit sich anfangen können: »Mama, uns ist so langweilig, dürfen wir Computer spielen?« Die Berieselung und die Vorgaben von außen ersticken jeden Einfallsreichtum im Keim. Selbst von

der ursprünglichen Idee her sehr kreative Spiele wie Lego degenerieren schon seit vielen Jahren durch die exakt vorgegebenen Baupläne, die Kinder zu reproduzierenden Robotern machen. Auch bei vielen Erwachsenen haben die unendlichen digitalen Speichermöglichkeiten die Gedächtnisleistungen stark reduziert. Umso wichtiger ist es, dieser Entwicklung mit einem interaktiven Gehirntraining durch Bewegung für alle Altersgruppen entgegenzutreten.

Aktiv bis ins Rentenalter

Ein solches Training kann auch eine weitere Entwicklung aufhalten: Nicht selten sieht man Menschen im Zeitraffer altern, wenn sie in den wohlverdienten Ruhestand gehen. Sie haben keine Aufgabe mehr, fühlen sich nutzlos und es fehlen die Ideen, mit der vielen Zeit etwas Konstruktives anzufangen. Davon sind häufig Personen betroffen, die schon während ihres Berufslebens immer die gleichen Tätigkeiten machen mussten und ihre Freizeit nicht abwechslungsreich gestaltet haben. Zum Glück hört man aber auch oft: »Als Rentner habe ich immer etwas zu tun. Endlich habe ich Zeit für die Dinge, auf die ich immer verzichten musste. Es ist schön, das alles auszuleben!« Diese Rentner sind agil, einfallsreich, nicht selten auch sportlich sehr aktiv und sehen meist aus wie das blühende Leben. Geistige Fitness ist für diese Menschen eine Selbstverständlichkeit und sie sind motiviert, auch etwas dafür zu tun. Viele sagen sich: Pflegefall – nein, danke!

Fit bleiben durch Gehirntraining

Mit einfachen Mitteln ist es möglich, das Gehirn fit und aktiv zu halten. Das Rezept dafür heißt: kontinuierliches Gehirntraining!
Wie muss dieses Training aussehen, damit es auch jeder auf Dauer gerne durchführt? Denn auch bei der Gehirnaktivierung gilt der gleiche Grundsatz wie bei vielen anderen Aktivitäten: Zu Beginn ist alles neu und aufregend. Das führt schnell zu den ersten Erfolgen. Doch dann kommt der Alltag und wir führen das Training nicht mehr so regelmäßig aus.

Neue Herausforderungen

Wir brauchen Aufgaben oder Bewegungen, die uns mit Freude erfüllen, denn sonst verläuft der anfängliche Fortschritt schnell im Sande. Aber warum funktionieren wir so? Zu großen Teilen liegt es an der Grundausstattung des Gehirns. Um diese Aussage zu verstehen, unternehmen wir einen kleinen Ausflug in die Gehirnforschung. Erinnern Sie sich noch an eine Situation, in der Sie zum ersten Mal mit einer völlig neuen Aufgabe konfrontiert wurden?
Ihr erstes Mal auf Skiern, Schlittschuhen oder Roller Blades oder Ihre erste Fahrstunde. Sie hören Ihr Herz klopfen, die Hände sind schweißnass, Sie atmen hektisch. Im Grunde Ihres Herzens bereuen Sie es schon, den Entschluss gefasst zu haben, diese neue Sache zu beginnen. Aber jetzt ist es zu spät. Es gibt nur noch den Weg nach vorne. Doch obwohl Sie große Angst davor haben, sich zu blamieren, wagen Sie den ersten Versuch. Und siehe da: Es ist gar nicht so schwer. Es gelingt besser, als Sie geglaubt haben.
Versuchen Sie noch einmal, dieses Gefühl zu spüren, das Sie erlebten, als die Aufgabe gelang.
War es nicht ein erhebender Moment? Die Erleichterung, die stolz geschwellte Brust, das gesteigerte Selbstbewusstsein und das

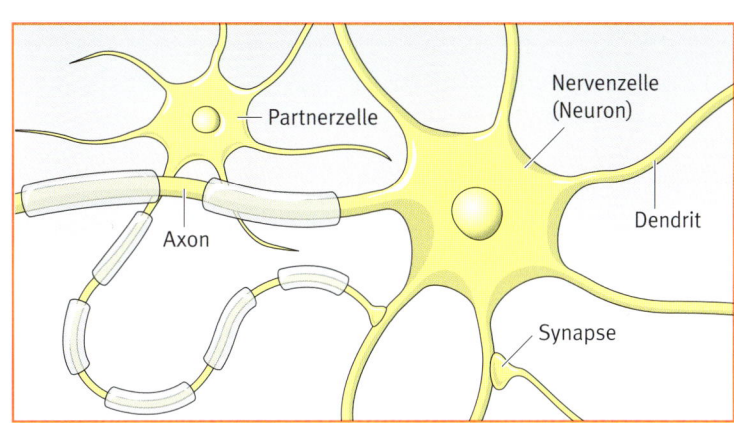

Schematische Darstellung der Verbindung der Gehirnzellen durch Axone und Dendriten

Partnerzelle

Nervenzelle (Neuron)

Axon

Dendrit

Synapse

Lächeln auf Ihrem Gesicht? Was aber hat dieses Glücksgefühl ausgelöst?

Die Kommunikation der Gehirnzellen

Jetzt kommen die wichtigsten Bausteine des Gehirns ins Spiel. Zwischen den Gehirnzellen wurden durch Reize neue Vernetzungen durch sogenannte Dendriten und Axone, geschaffen. Dendriten empfangen als Eingangskanal Signale der Axone (Ausgangskanal) anderer Gehirnzellen und leiten sie zum Zellkörper ihrer Stammgehirnzelle weiter. Jede der ca. 100 Milliarden Gehirnzellen, Neuronen genannt, kann nach heutigem Kenntnisstand mit bis zu 50 000 anderen Neuronen über diese Dendriten und Axone verbunden sein. Dadurch entstehen eine halbe Trillion Kontaktpunkte (Synapsen), von denen jeder zehn verschiedene Aktivitätsstufen annehmen kann. Wenn man bedenkt, dass durch das Hintereinanderschalten mehrerer Neuronen verschiedene »Gedanken« produziert werden, können Sie sich vielleicht vorstellen, wie Professor Roth von der Universität Bremen zu folgender Aussage kommt: »Per Kombinatorik können Sie alles speichern, auch jedes Molekül im Weltall. Unsere Gedächtnisleistungen sind im Prinzip völlig unbegrenzt.«

Das Trägheitsprinzip

Wenn es aber so einfach wäre, sich alles zu merken, gäbe es auch kaum Unterschiede in der Intelligenz. Offensichtlich ist also noch etwas anderes dafür verantwortlich, dass manche Gehirne wesentlich mehr leisten können als andere. Ich bezeichne es gerne als das Trägheitsprinzip. Jedes Lebewesen versucht, sich so ökonomisch wie möglich zu verhalten. Selbstverständlich auch wir Menschen. Unser Gehirn versucht, so rationell wie möglich zu arbeiten. Unbewusste Denkprozesse sind stoffwechselphysiologisch nicht aufwendig und bestimmen deshalb zu über 90 Prozent unser Handeln.

Bewusst lernen

Um neue Vernetzungen zwischen den Gehirnzellen zu schaffen, ist bewusstes Denken erforderlich. Das ist einerseits aufwendig und anstrengend, aber andererseits ist es ungeheuer aufregend und zahlt sich aus.

Wann lasse ich mich auf dieses bewusste Lernen ein? Wie funktioniert das Antriebssystem unseres Gehirns? Bewusstes Lernen funktioniert nur, wenn wir kreativ sind. Um diesen Zustand zu erreichen, ist der Botenstoff Dopamin notwendig. Ohne dieses Dopamin sind wir träge, faul und ohne Ehrgeiz. In dieser Stimmung wollen wir den eingangs erwähnten 600-PS-Sportwagen gar nicht schneller als mit 20 km/h bewegen.

Um unser Gehirn zu trainieren, müssen wir Strategien entwickeln, die Dopamin ausschütten. Dieses Hormon wird immer dann bereitgestellt, wenn wir eine Belohnung zu erwarten haben. Ich stelle mir einen tiefrot glänzenden Apfel in luftiger Höhe an einem Baum vor. Mir läuft schon das Wasser im Munde zusammen. Ich muss ihn haben!

Sofort überlege ich mir Strategien, wie ich am schnellsten an diesen Apfel komme. In einem anderen Fall sehe ich mich mit Freunden an einem traumhaften Tag mit strahlend blauem Himmel in 30 Zentimeter hohem Pulverschnee vor einer imposanten Bergkulisse elegant auf einem Snowboard ins Tal gleiten. Und schon bringe ich den Mut auf, einen Snowboardkurs zu buchen. Erfolgreiche Menschen, egal ob im Sport, Beruf oder Privatleben, sorgen durch ihr internes Belohnungssystem immer dafür, dass genügend Dopamin zur Verfügung steht, um kreativ sein zu können.

Und Sie können das auch! Weil Sie mit etwa 100 Milliarden Gehirnzellen nahezu die gleichen Voraussetzungen haben wie die intelligentesten Menschen auf der Erde.

Ernährung – die Brennstoffzufuhr

Wir wissen, dass unser Gehirn für das aktive Denken mehr Energie benötigt als für unbewusste Handlungen.

Obwohl das Gehirn nur zwei Prozent des gesamten Körpergewichts ausmacht, verbraucht es mehr als 20 Prozent des aufgenommenen Sauerstoffs, fast 30 Prozent der täglichen Kalorienzufuhr für den Grundumsatz und bei angestrengten Denkvorgängen 60 Prozent des Glukosevorrats. Daraus lässt sich ableiten, dass die Ernährung und die Sauerstoffversorgung die zentralen Bausteine für gute Gehirnleistungen sind. Wir sollten uns also mit gehirngerechter Ernährung befassen, wobei sich das komplizierter anhört, als es ist.

Im Grunde genommen reicht eine ausgewogene kohlenhydratreiche Kost in der Regel aus, um immer genügend Glukose zur Verfügung zu stellen. Obst, Gemüse, Vollkornprodukte, Fisch, aber auch Nüsse und stärkehaltige Nahrungsmittel liefern die folgenden nötigen Bausteine.

Komplexe Kohlenhydrate

Komplexe Kohlenhydrate werden langsam abgebaut. Da unser Gehirn im Gegensatz zu unseren Muskeln nur sehr wenig Glykogen (Speicherform der Glukose) speichern kann, ist es sinnvoll, diese zu bevorzugen. So schaffen wir es, dass der Glukosespiegel im Gegensatz zur Aufnahme einfacher Kohlenhydrate (z. B. Zucker) wenig schwankt. In Brot, Vollkornnudeln, Vollkornreis, Kartoffeln, Wurzelgemüse, Obst und Hülsenfrüchten sind komplexe Kohlenhydrate enthalten.

Omega-Fettsäuren

Sie sind weitere unbedingt notwendige Elemente für eine gute Gehirnleistung. Die mehrfach ungesättigten Omega-3- und Omega-6-Fettsäuren verhindern Depressionen und wirken sich positiv auf unser Verhalten aus. Sehvermögen, Koordination und Lernfähigkeit hängen stark von einer optimalen Versorgung mit diesen Fettsäuren ab. Omega-3-Fettsäuren finden wir vorwiegend in fettreichen Fischen wie Forelle, Lachs, Hering, Thunfisch oder Sardine.

Pflanzliche Öle, besonders Olivenöl, sind geeignete Lieferanten für Omega-6-Fettsäuren.

Mikronährstoffe

Mikronährstoffe wie Vitamine und Mineralien sind unentbehrlich für ein gesundes und optimal funktionierendes Nervensystem. Dabei handelt es sich nicht nur um die sogenannten primären Pflanzenstoffe, wie zum Beispiel die Vitamine A, B, und C oder Mineralien wie Kalium, Kalzium, Magnesium, Eisen. Wir wissen inzwischen, dass es mehr als 30 000 sogenannte sekundäre Pflanzenstoffe gibt. Allerdings ist von den meisten noch nicht genau bekannt, was sie bewirken.

Um sicherzugehen, dass wir alle notwendigen Stoffe zu uns nehmen, genügt es also nicht, irgendeinen chemischen Cocktail aus verschiedenen vielleicht gerade neu gefundenen Substanzen in Form von Pillen oder Kügelchen einzunehmen. Denn vielleicht haben Sie dann genau den für Sie notwendigen kleinen Baustein nicht bekommen. Die Folgen wären in etwa so, als hätte man vergessen, an Ihrem Sportwagen Getriebeöl einzufüllen. Wie lange würde er dann wohl fahren?

Es erscheint also völlig logisch, die einzig sinnvolle Maßnahme zu ergreifen: Nutzen Sie das gesamte Spektrum der Natur, indem Sie täglich natürlich gewachsene und möglichst unbehandelte Nahrungsmittel essen.

Zu empfehlen sind: dunkelgrünes und rotes Gemüse, frisches Obst, Samen, Trockenfrüchte (ungeschwefelt und ohne Zusätze!) und täglich eine Handvoll Nüsse (am besten frisch geknackt und ungesalzen).

Wenn wir uns nach diesen Empfehlungen ernähren, führen wir uns außerdem all jene Stoffe zu, die zusätzlich unbedingt notwendig sind. Dazu zählen Eiweiße oder essenzielle Aminosäuren. Sie sehen also, es ist gar nicht schwer, sich »gehirngerecht« zu ernähren!

Wasser

Ohne Wasser funktioniert kein einziger Stoffwechselprozess in unserem Körper. Wir bestehen zu über 70 Prozent aus Wasser, unser Gehirn sogar zu fast 90 Prozent. Die sogenannte Liquor, die Gehirn-Rückenmark-Flüssigkeit, ist eine nährstoffreiche Lösung und umspült das gesamte Nervensystem. Eine ausreichende Flüssigkeitszufuhr, am besten in Form von stillem Wasser, ist unerlässlich für unser Gehirn.

Atmung – die Sauerstoffzufuhr

Sauerstoff steht als Bestandteil unserer Atemluft mit 21 Prozent Volumenanteil im Übermaß zur Verfügung. Mit einem Atemzug entnehmen wir der Luft lediglich vier Prozent des Sauerstoffs, sodass in der ausgeatmeten Luft mit ca. 17 Prozent Volumenanteil immer noch genügend Sauerstoff vorhanden ist, um etwa eine Mund-zu-Mund-Beatmung erfolgreich durchführen zu können.

In kleinen Räumen ohne Frischluftzufuhr kann allerdings der Anteil an Sauerstoff so stark abnehmen, dass unser Gehirn nicht mehr ausreichend versorgt wird, um perfekt zu funktionieren. Außerdem ist in verkehrsreichen Gebieten der Anteil an Schwermetallen und Kohlenmonoxid in unserer Atemluft oft gesundheitsgefährdend hoch und das blockiert häufig unsere Gehirnleistungen. Schwermetalle sind in der Lage, den natürlichen Schutzmechanismus des Gehirns, die Blut-Hirn-Schranke, zu überwinden und unsere Gehirnleistung einzuschränken. Eine zu hohe Kohlenmonoxidkonzentration in der Atemluft hat fatale Folgen: Das Kohlenmonoxid verdrängt den Sauerstoff aus dem Blut, da seine Bindung an das Hämoglobin, den Sauerstoff transportierenden Anteil der roten Blutkörperchen, ca. 300-mal stärker ist als die von Sauerstoff.

Der erhöhte Energiebedarf

Führen Sie folgenden kleinen Test durch:

1. Nehmen Sie sich ein Blatt Papier, einen Stift und eine Uhr mit Sekundenzeiger.
2. Sitzen Sie 3 Minuten möglichst regungslos und ohne etwas zu denken auf einer Ihnen angenehmen Sitzgelegenheit.
3. Zählen Sie dann an der Halsschlagader für 15 Sekunden die Anzahl Ihrer Pulsschläge, multiplizieren Sie diese Zahl mit 4 und schreiben Sie das Ergebnis auf.
4. Ziehen Sie nun im Kopf 7 von 6065 ab und subtrahieren Sie 2 Minuten lang immer wieder 7 vom nächsten Ergebnis, ohne die Zwischenergebnisse aufzuschreiben. Sprechen Sie lediglich die Zahlen laut und versuchen Sie, so schnell wie möglich zu rechnen.
5. Nach 2 Minuten zählen Sie erneut an derselben Stelle die Anzahl Ihrer Pulsschläge. Multiplizieren Sie diese Zahl mit 4 und notieren Sie das Ergebnis.

Wahrscheinlich hat die zweite Messung einen um mindestens 12 Schläge höheren Puls ergeben. Dies liegt daran, dass Ihr Gehirn bei diesem für Sie ungewohnten und deshalb anstrengenden Rechenvorgang mehr Glukose und Sauerstoff verbraucht hat als im Ruhezustand. Um diesen erhöhten Bedarf decken zu können, muss das Herz-Kreislauf-System mehr Blut zum Gehirn pumpen und erhöht deshalb die Pulsrate.

Im Umkehrschluss können wir sagen, dass wir mit etwas erhöhtem Puls dem Gehirn mehr »Sprit« liefern können und es deshalb im Stande ist, mehr zu leisten.

Ein zu hoher Puls verkehrt jedoch den Effekt ins Gegenteil. Die Muskulatur verbraucht dann zunehmend selbst Glukose und es fallen vermehrt stoffwechselbedingte Abfallstoffe an, was die körperliche Ermüdung beschleunigt. Die daraus resultierende verminderte Konzentrationsfähigkeit bewirkt ein Nachlassen der Gehirnleistung.

Die ideale Pulsfrequenz

Die ideale Pulsfrequenz für ein Training des Gehirns liegt je nach Ausdauertrainingszustand bei 50 Prozent bis 70 Prozent der maximalen Pulsfrequenz. Um die maximale Pulsfrequenz zu erhalten, subtrahieren Sie Ihr Lebensalter von 220. Zum Beispiel sollte ein 40-jähriger Sportler sein Gehirn bei einer Pulsfrequenz von etwa 90 bis 126 trainieren (220−40 = 180. 50 Prozent von 180 sind 90; 70 Prozent von 180 sind 126). Zur Vereinfachung können Sie auch die Schallmauer von 100 Pulsschlägen/Min im Auge behalten.

Abenteuer Denken

Was schafft neue Vernetzungen zwischen den Gehirnzellen und damit besseres Lernen, eine schnellere Auffassungsgabe, eine höhere Konzentrationsfähigkeit, mehr Selbstbewusstsein, eine bessere Gedächtnisleistung?

Wie funktioniert das Denken?

Vielleicht erinnern Sie sich noch an die erste Mondlandung 1969. Das schier Unfassbare war geschehen: die exakte Steuerung des Raketenstarts, die planmäßige Zündung der einzelnen Antriebsstufen, das präzise Steuern der Kapsel auf die Mondumlaufbahn, das Abkoppeln der Landefähre, die haargenaue Landung auf einem idealen Landeplatz, das perfekte Zusammenspiel aller Funktionen der Luftschleusen, das Zünden und Abheben der Landefähre von der Mondoberfläche, das komplexe Andocken an die Kapsel, der Rück-

flug zur Erde, der korrekte Eintrittswinkel in die Erdatmosphäre, das Öffnen der Bremsfallschirme und das Landen im Indischen Ozean im vorgegebenen Areal. Ein noch bis heute kaum nachvollziehbares Kunststück!

Wenn Sie nun glauben, dass diese 1969 erbrachte Leistung der komplizierteste Vorgang war, den wir uns vorstellen können, muss ich Sie leider enttäuschen. Im Vergleich zu den Vorgängen in unserem Gehirn, gemeinhin als »Denken« bezeichnet, war die Mondlandung etwa so komplex wie ein Sandkorn.

Trotz zahlreicher Untersuchungen mit hochmodernen Geräten kann bis heute niemand die Frage, wie das Denken funktioniert, genau beantworten. Allerdings gibt es sehr wohl gesicherte Erkenntnisse über gewisse Teilvorgänge im Gehirn. Diese lassen Rückschlüsse darauf zu, welche Areale für bestimmte Aufgaben zuständig sind.

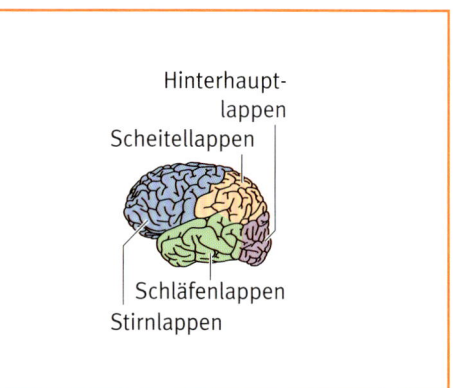

Hinterhaupt-
lappen
Scheitellappen

Schläfenlappen
Stirnlappen

Einteilung des Großhirns in vier Bereiche

Vergleich mit einer Kamera

Um zu verstehen, wie unser Gehirn aufgebaut ist, schauen wir uns eine hochwertige, alte Kassetten-Videokamera an. Sie hat einige äußere Merkmale, die wir auch beim Menschen finden: zwei Mikrofone (Ohren), ein Objektiv (Augen) und einen Bildschirm (Netzhaut). Außerdem haben gute Kameras einen Bewegungssensor, der zu hektische Bewegungen erkennt (vergleichbar mit dem Innenohr mit Gleichgewichtssinn).

Im Inneren existieren verschiedene kleine Rechner, die die eingehenden optischen, akustischen und sensorischen Signale auswerten und in elektrische Impulse umwandeln. Beispielsweise setzt das Stabilisationsprogramm die vom Bewegungssensor erfassten Daten um, sodass die Aufnahmen weniger verwackelt sind.

Die Entsprechungen im Gehirn

Bei uns Menschen übernimmt diese Aufgabe das Kleinhirn, das als geschwulstartiger Fortsatz unten am Übergang zur Wirbelsäule sitzt. Die anderen »Impulswandler« unseres Gehirns sind an verschiedenen Stellen lokalisiert.

Das, was unsere Augen wahrnehmen, wandelt der sogenannte Hinterhauptlappen um, der sich am Hinterkopf befindet.

Akustische Informationen verarbeiten die Schläfenlappen, die wir seitlich vor und hinter den Ohren erkennen. Der Scheitellappen, der den Bereich abdeckt, wo der Papst seine Kappe trägt, empfängt sensorische Informationen vom Körper.

Selbstverständlich umfasst die Ausstattung unserer Kamera viele Bedienelemente wie etwa Zoom- oder Belichtungsschalter, die es dem Kameramann erlauben, willkürlich die Aufnahmen zu steuern. Für willkürliche Bewegungen unseres Körpers und Denkvorgänge ist nahezu das gesamte vordere, obere Gebiet, genannt Stirnlappen, verantwortlich. Die vier Bereiche, Stirn-, Schläfen-, Scheitel- und Hinterhauptlappen, bilden zusammen das Großhirn, das es uns ermöglicht, uns und unsere Umgebung bewusst wahrzunehmen, über uns selbst zu reflektieren und Pläne zu schmieden.

Das Limbische System

Kommen wir zurück zu unserer Kamera. Die kleinen Rechner haben jetzt die eingehenden Signale umgewandelt und senden diese nun an den Tonkopf, der die Informationen bündelt und auf die Kassette aufspielt.

In unserem Gehirn übernimmt diese Bündelungs- und Weiterleitungsfunktion der sogenannte Thalamus. Er ist fester Bestandteil des Limbischen Systems, des eigentlichen Zentrums im Inneren unseres Gehirns. Hier gibt es allerdings einen großen Unterschied zu unserer Kamera: Im Gegensatz zum Tonkopf, der alle an ihn gesendeten Signale auf die Kassette aufnimmt, entscheidet dieses Limbische System in Zusammenarbeit mit dem Hormonsystem, was von den Signalen tatsächlich wichtig ist und in unserem Gedächtnis gespeichert werden soll.

Natürlich laufen in der Kamera noch viele automatische Vorgänge ab, wie etwa die Stromversorgung über die Batterie oder der Antrieb der Kassette. Im Gehirn sind für diese Aufgabe das Kleinhirn und der Hirnstamm verantwortlich, der hinten unten den Übergang zum Rückenmark bildet.

Bis hierher haben wir nun, zugegeben sehr vereinfacht, die Wahrnehmung und Speicherung der Daten entschlüsselt. Spätestens wenn es darum geht, diese gespeicherten Daten zusammen mit den Wahrnehmungen abzurufen, erreichen wir die Grenzen des Vergleichs mit der Kamera.

Zwar kann die Kamera mit Hilfe des Ton-
kopfes (Sprachzentrum) über die Lautspre-
cher (Mund und Rachen) und den Bildschirm
(Mimik und Gestik) die auf der Kassette gespeicherten Daten wiedergeben, aber um die
Daten anzupassen, was unser Gehirn ständig
macht, muss ein Computer lange arbeiten.
Diese Aufgabe kann er aber nicht automatisch durchführen, sondern nur mit Hilfe eines
Bedieners – eines Menschen mit Verstand.

Die Fähigkeiten des Gehirns

Die eigentliche Leistung unseres Gehirns ist
es, in Sekundenbruchteilen alle eingehenden
Signale mit dem Gespeicherten zu verglei-
chen, in Kooperation mit Gefühlen und Erfahrungen zu filtern und dann entweder
geeignete Handlungen wie Bewegung oder
Sprache einzuleiten oder durch Kreativität
neue Strategien zu entwickeln. Niemand weiß
genau, wie die elektrischen Entladungen der
Nervenzellen in einen Gedanken übersetzt
werden bzw. umgekehrt. Aber wir wissen,
dass die Zahl der Verknüpfungen zwischen
den Gehirnzellen darüber entscheidet, wie
umfangreich und wie schnell das Gehirn diese
Aufgabe bewältigen kann.
Wenn es um das Thema Schnelligkeit geht
und manche Menschen für die Lösung von
Aufgaben deutlich länger benötigen als andere, führt man häufig die lange (Nervenreiz-)
Leitung ins Feld. Tatsächlich ist unsere Leitung
lang. Die Axone, also die Hauptfortsätze der
Gehirnzellen, die Verbindungen herstellen,
können bis zu einem Meter lang werden. Aber

selbst für diese Strecke brauchen die elektrischen Ladungen nur eine hundertstel Se-
kunde. Da aber fast immer mehrere tausend
Gehirnzellen zu rechnenden Netzwerken zu-
sammengeschlossen sind, entscheidet auch
die Organisationsform dieser Netzwerke über
die Geschwindigkeit der Handlungsfindung.

Noch ein Vergleich …

Dabei ist, im Kleinen betrachtet, das Verfah-
ren erstaunlich einfach. Es funktioniert ähnlich wie in einem von Rauchmeldern über-
wachten Zimmer. Wenn Sie dort beginnen,
Räucherstäbchen anzuzünden, wird trotz
des Geruchs der Alarm nicht schon bei einem
glimmenden Stäbchen ausgelöst. Aber durch
Hinzufügen weiterer Stäbchen ist die Rauch-
entwicklung irgendwann so groß, dass die
Empfindlichkeitsschwelle des Melders überschritten wird und dieser den notwendigen
Impuls für den Alarm sendet.
Ebenso funktioniert eine Gehirnzelle. Auf eine
einzelne Zelle wirken immer viele der von
ihren Dendriten eingesammelten elektrischen
Impulse ein. Erst wenn ein bestimmter
Schwellenwert überschritten wird, sendet
die Zelle ihrerseits wieder über ihr Axon ein
Ausgangssignal.

Die Rolle der Botenstoffe

Die Dendriten und Axone sind aber nicht
direkt miteinander verbunden, sondern übertragen das elektrische Signal ausschließlich
über die Ausschüttung von Botenstoffen. Im
Gehirn sind die Absender (Axone) mit jedem

ihrer Endknöpfchen einem bestimmten Emp-
fänger (Dendrit) zugeordnet.

Im Falle einer elektrischen Erregung durch das
Axon setzen die Endknöpfchen entsprechend
dem Grad der Stimulierung Moleküle einer
Überträgersubstanz, die sogenannten Neurotransmitter, frei. Diese überwinden erst einen
Spalt und die Empfängermembran des Dendriten. Dann lösen sie einen elektrischen Impuls
aus, der dann die Erregung der Zielzelle erhöht
oder hemmt. Endknöpfchen, Spalt und Mem-
bran bilden gemeinsam die Synapse, also die
Verbindungsstelle der Gehirnneuronen. Diese
Synapsen können bei Bedarf aber nicht nur
entstehen, sondern auch verkümmern, wenn
sie nicht gebraucht werden.

Miteinander kommunizieren können die
Synapsen aber nur mit Hilfe der Neurotransmitter. Es sind also ständig Botenstoffe im
Überfluss unterwegs, die entsprechend der
Eigenschaft der Sendezelle bestimmte Aufgaben erfüllen. Neben dem schon erwähnten
Dopamin, dem wichtigsten Botenstoff für
die Kontrolle von Bewegungsabläufen, spielt
auch Serotonin eine Rolle. Dieser Botenstoff
beeinflusst und reguliert unsere Stimmungen.

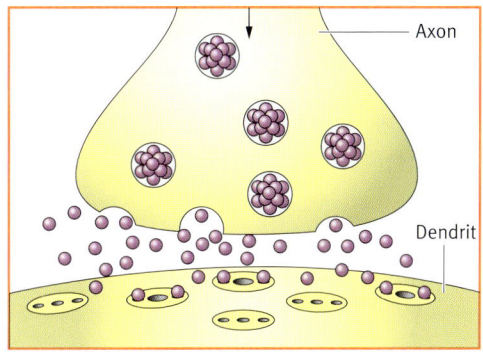

Schematische Darstellung der Weiterleitung
des Impulses im synaptischen Spalt durch
Neurotransmitter

Hormone als chemische Botenstoffe

Auch Hormone sind chemische Botenstoffe,
die auf die Gehirnzellen wirken. Als Sie das
letzte Mal zusammenzuckten, weil Sie ein lauter Knall erschreckte, hat das Hormon Adrena-
lin gewirkt. Es versetzt den Körper in sofortige
Alarmbereitschaft, steigert somit die Konzentration und Reaktionsfähigkeit. Melatonin
hingegen tritt vermehrt auf, wenn Sie zu Bett

gehen sollten, da es durch Verminderung der
Aktivitäten des Gehirns müde macht. Testos-
teron und Östrogen, beides Sexualhormone,
haben neben ihrer Aufgabe, für den Fortbe-
stand der Menschheit zu sorgen, entschei-
denden Einfluss auf die Urteilskraft und die
Merk- und Lernfähigkeit.

Entscheidend – die Zahl der Synapsen

Viele weitere der bisher über 50 erforschten,
aber wesentlich weniger bekannten Hormone
regeln nahezu alles, was in unserem Körper
passiert, wie zum Beispiel die Verdauung, das
Wachstum oder den Stoffwechsel. Da die
dazu notwendigen Aktionen im Gehirn ausgelöst werden, haben sie mittelbar auch Einfluss
auf die Gehirntätigkeit. Diese biochemischen
Vorgänge können wir willentlich kaum beein-
flussen. Allerdings gilt auch hier: Je mehr
Synapsen existieren, desto mehr Handlungs-
spielraum für notwendige Entscheidungen
und kreative Momente steht zur Verfügung.

Das Prinzip des »Schlauerwerdens«

Es gibt eine Vielzahl von Lehr- und Lernmethoden, die uns mehr oder weniger erfolgreich zu einem gewissen Intelligenzgrad mit entsprechendem Know-how geführt haben. Wir haben jede Menge von unseren Eltern und Geschwistern, Freunden und Partnern, Lehrern und Dozenten gelernt. Dabei gehen alle annähernd gleich vor: Sie geben Erfahrungen oder Wissen durch Sprache oder Demonstration weiter. Wir sollten aber nicht vergessen, dass vieles, was uns lernen und damit schlauer werden ließ, in unserer Kindheit oft zufällig passierte. Denken Sie an die heiße Herdplatte, den gefrorenen Fußweg oder die Spitze der Schere. Erfahrungen wurden gemacht, verarbeitet und gegebenenfalls gespeichert. Diese Möglichkeiten wollen wir nun gezielt nutzen.

Das synaptische Modell

Wir lernen, weil unser Gehirn auf eine neue, plötzlich von außen kommende Herausforderung mit einer geeigneten Strategie reagieren muss. Unser Ziel sollte es demnach sein, diese Herausforderungen zu provozieren. Um es aber nicht zu schwierig zu gestalten, geben wir dem Gehirn die Chance, sich auf eine bevorstehende, noch nie durchgeführte Aufgabe vorzubereiten. Dies geschieht dadurch, dass die Aufgaben durch visuelle, akustische, taktile oder olfaktorische (Geruchsreize) Signale angesagt werden und zwar so, dass jede Anweisung zeit-

lich relativ kurz vor der notwendigen Ausführung kommt und sie eine neue Herausforderung bedeutet. Das heißt: Das Gehirn weiß zwar ungefähr, was kommen wird, aber eben nicht genau. Dieses synaptische Modell geht davon aus, dass durch diese Herausforderungen neue Vernetzungen geschaffen werden. Die neuen Netzwerke können nun aber nicht nur für die eine körperliche Bewegung genutzt werden, für die sie geschaffen wurden, sondern auch für sonstige Denkvorgänge. Das erklärt, warum sich Menschen, die nach diesem Prinzip trainieren, in vielen anderen Bereichen, wie zum Beispiel Multitaskingfähigkeit, Präsentationsfähigkeit, Konzentrationsfähigkeit, aber auch Persönlichkeitseigenschaften wie Steigerung des Selbstbewusstseins, der Selbstständigkeit oder der Stressresistenz, zum Teil massiv verbessern.

Die Dimensionen des Gehirns

Ein zweiter, nicht weniger wichtiger Baustein dieses »Schlauerwerden-Prinzips« ist die Notwendigkeit, das gesamte Gehirn in das Training einzubeziehen.

Hinlänglich bekannt ist, dass das Gehirn eine linke und eine rechte Gehirnhälfte besitzt, die jeweils aufgrund der Überkreuzung der langen Nervenzellen im Hirnstamm die gegenüberliegende Körperseite steuern. Um jedoch noch weiter differenzieren zu können, unterteile ich das Gehirn in Anlehnung an das Gehirn-Körper-Modell von Josef Mohr auch noch in einen vorderen und hinteren Teil und in einen oberen und unteren Abschnitt. Obwohl es anatomisch dafür keinerlei Anhaltspunkte gibt, nimmt Mohr an, dass der vordere und hintere Gehirnteil jeweils die Körpervorderseite und -rückseite steuern sowie der obere und untere Gehirnabschnitt den Ober- und Unterkörper lenken. Dadurch können wir nun die Gehirndimensionen, die wir aus der Bewegungslehre kennen, mit den Körperdimensionen verknüpfen und ihnen aufgrund der bereits erläuterten Aufteilung der Gehirnfunktionen sowie weiteren Erkenntnissen aus der Gehirnforschung bestimmte Aufgabenbereiche zuordnen.

Die Lateralität

Die linke und rechte Gehirnhälfte bewegen über Kreuz die rechte und linke Körperseite. Gleichzeitige oder ständig wechselnde Beanspruchung der rechten und linken Körperseite verknüpft die beiden Hemisphären. Da eine der beiden Gehirnhälften – meistens die linke – als Logikhälfte bezeichnet werden

kann und die andere – meistens die rechte – als Gestalthälfte, lässt sich ableiten, was ein Training dieser Dimension bewirkt. Es ist bekannt, dass die Logikhälfte dafür zuständig ist, Einzelheiten wie Zahlen und Fakten wahrzunehmen und Sprache durch die Trennung von Wörtern und Gedanken zu verarbeiten. Die Gestalthälfte wiederum zeichnet sich dadurch aus, das Gesamtbild zu erkennen, Wörter mit Gedanken zu verbinden und die musischen Fähigkeiten mit einzubringen. Eine gute Zusammenarbeit beider Gehirnhälften ermöglicht es, sich problemlos aus Einzelheiten ein Gesamtbild zu erstellen oder umgekehrt aus einem Gesamteindruck Details herauszuarbeiten. Auch der Wechsel zwischen Zahlen und Buchstaben oder Sprache und Musik gelingt besser.

Die Fokussierung

Die vordere und hintere Gehirnhälfte leiten die Körpervorder- und Körperrückseite. Wird durch Übungen auf der Körpervorder- und Körperrückseite die Zusammenarbeit des

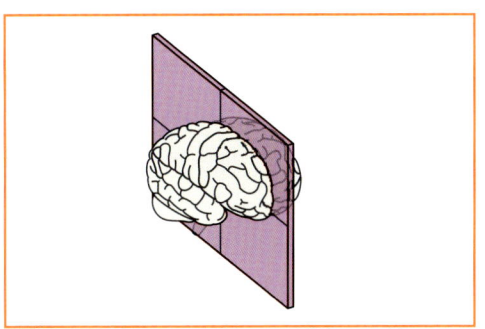

Lateralität – fiktive Trennung zwischen linker und rechter Gehirnhälfte

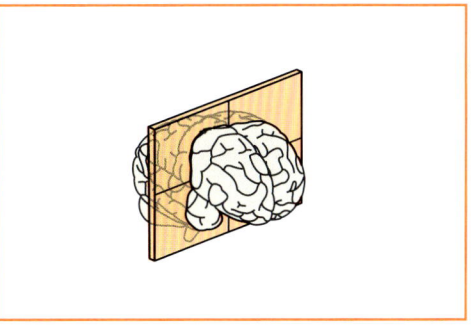

Fokussierung – fiktive Trennung zwischen vorderer und hinterer Gehirnhälfte

vorderen und hinteren Gehirnareals verstärkt, erleichtert dies sehr das aktive Denken und die Voraussicht (beides im vorderen Gehirnbereich). Der Grund dafür liegt darin, dass Grobdaten, Datenspeicher und die Wahrnehmung im hinteren Gehirnareal zu finden sind und diese als Voraussetzung für die Tätigkeit des vorderen Gehirnareals gelten. Es fällt dann leichter, viele optische Reize aufzunehmen und das Wahrgenommene gleichzeitig in das aktive Denken einzubauen.

Die Zentrierung

Obere und untere Gehirnhälfte steuern den Ober- und Unterkörper. Fördert man durch entsprechende Aufgabenstellungen die Zusammenarbeit des Ober- und Unterkörpers, verbessert sich damit auch das Teamwork der Großhirnrinde, des Sitzes des menschlichen Verstandes, mit dem Hirnstamm (Reptiliengehirn), der Heimat der Instinkte, Gefühle und Automatismen. Es ist nie besonders förderlich, wenn eines dieser beiden Gehirnareale immer die Oberhand behält. Menschen, die zu sehr »kopfgesteuert« sind, glänzen zwar durch großartige Verstandesleistungen, aber weniger durch Emotionen oder Tempe-

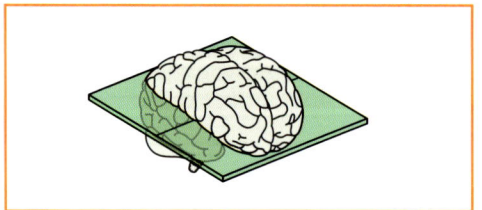

Zentrierung – fiktive Trennung zwischen oberer und unterer Gehirnhälfte

rament. Auch überschäumende Gefühlsausbrüche erleichtern das Leben nicht besonders. Ein ausgewogenes Verhältnis zwischen Verstandes- und Gefühlswelt scheint erstrebenswert und durch gezieltes Kooperationstraining zwischen oberer und unterer Gehirndimension nach diesem Modell auch erreichbar.

Die Verbindungs- und Trainingsmöglichkeiten

Aufgrund dieser drei Schnittebenen ergibt sich eine große Vielzahl von Verbindungs- und damit Trainingsmöglichkeiten. Ein Beispiel erläutert dies sehr anschaulich:

Ein geschäftstüchtiger Kaufmann, Herr Kigol, erwirbt einen kleinen Laden im Erdgeschoss eines Gebäudes und eröffnet ein Bekleidungsgeschäft. Schnell merkt er, dass er bessere Geschäfte machen könnte, wenn er Männer- und Frauenabteilung trennen würde, da das Kaufverhalten doch sehr unterschiedlich ist.

Schritt 1: Er kauft das darüberliegende Stockwerk, verbindet es mit einem Aufzug und legt die Herrenabteilung in den ersten Stock, während die Frauen im Erdgeschoss ihrer Kauflust frönen dürfen. Nach kurzer Zeit stellt sich Kritik ein: Warum müssen die Herren immer an uns Frauen vorbei, kann man nicht einmal in Ruhe einkaufen?

Auch die Herren sind unzufrieden, weil sie immer mit dem Nadelöhr Aufzug bis in den ersten Stock müssen, während die Frauen gleich im Erdgeschoss einkaufen können.

Schritt 2: Um den Kundenwünschen gerecht zu werden, beschließt Herr Kigol, auch das angrenzende Nachbargebäude zu mieten. Das linke Gebäude wird das Herrenbekleidungsgeschäft, das rechte das Pendant der Damenwelt, beides auf zwei Stockwerken, jeweils mit Aufzügen verbunden.

Um nicht ständig nur über den Gehweg zwischen seinen beiden Geschäften hin- und hergehen zu müssen, verbindet er die beiden Gebäude mit einem Gang in jedem Geschoss. Auch für Paare, die immer mal nachsehen möchten, ob der Partner seinen Einkauf schon erledigt hat, ist dies eine große Erleichterung. Das Geschäft wird zu einem großen Erfolg, sodass Herr Kigol über eine Erweiterung nachdenkt. Da beide Gebäude aufgrund baulicher Vorschriften lediglich aus Erdgeschoss und erstem Stock bestehen dürfen, muss zur Vergrößerung nach hinten angebaut werden.

Schritt 3: Herr Kigol verbindet beide Altbauten mit der jeweiligen Erweiterung durch insgesamt vier Gänge, je zwei im Erd- und im Obergeschoss. Außerdem verknüpft er die Neubauten nach dem Vorbild der Altbauten ebenfalls mit vier Gängen. Dadurch hat er nun die Möglichkeit, sowohl bei den Herren als auch bei den Damen vier Abteilungen einzurichten. Er legt fest, dass das jeweilige Altbau-Erdgeschoss die Abteilung für Oberbekleidung und der dahinterliegende Anbau die Lederwarenabteilung wird. Im Altbau-Obergeschoss sollen die Kunden Schuhe finden und dahinter im Anbau die Abteilung für Wäsche.

Schritt 4: Aufgrund seiner bisherigen Erfahrung weiß Herr Kigol, dass Frauen gerne nach

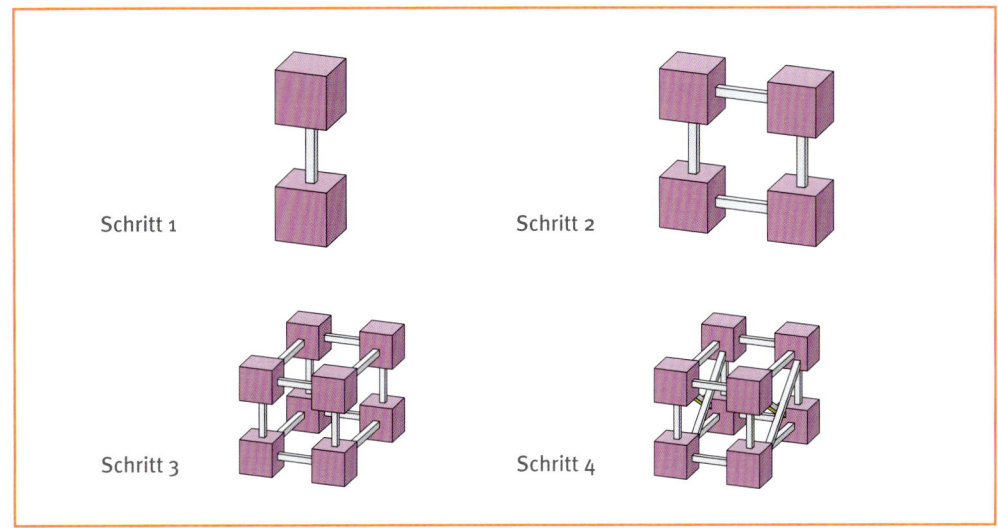

Schritt 1

Schritt 2

Schritt 3

Schritt 4

Schritt 1: Verbindung zwischen unten und oben
Schritt 2: Horizontale und vertikale Verbindungen der vorderen Areale
Schritt 3: Horizontale und vertikale Verbindungen aller Areale
Schritt 4: Teile der diagonalen Verbindungen zwischen vorne und hinten

dem Schuhkauf auch die passende Tasche erwerben und andererseits die Männer nicht erst durch die Schuhabteilung laufen möchten, wenn sie Unterwäsche suchen. Also baut er in jedem Haus diagonal von oben nach unten und umgekehrt Rolltreppen ein, sodass alle Abteilungen innerhalb eines Hauses auf dem kürzesten Weg direkt erreichbar sind. Umwege gibt es nun nur noch für Herren, die im Altbau-Erdgeschoss des linken Gebäudes einen Pullover entdeckt haben und ihre Frau um Rat fragen möchten. Diese ist ihrerseits total von der neuen Wäschekollektion (erster Stock Anbau rechtes Haus) fasziniert und allein schon deshalb nicht direkt zu erreichen. Aber da es bisher nur vier Verbindungsgänge zwischen den beiden Häusern gibt, die allesamt immer nur die gleichen Ebenen verbinden, kann unser unsicherer Kunde nicht direkt zu seiner Frau gehen.

Aus Platzgründen und um das Labyrinth nicht noch unübersichtlicher zu machen, entscheidet sich Herr Kigol, die zwölf noch fehlenden Verbindungen nicht zu erstellen, wohl wissend, dass er damit nicht das Optimum für seine Kunden erreicht. In Stoßzeiten sind

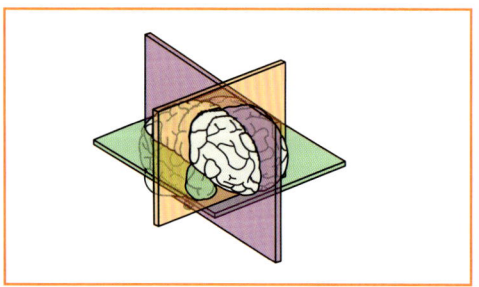

Schematische Darstellung der drei Gehirndimensionen

auch die Kapazitäten der Rolltreppen und der Aufzüge nicht ausreichend, sodass sich dort Warteschlangen bilden. Ohne weitere Umbaumaßnahmen wird sich daran aber wohl nichts ändern lassen. Ganz wichtig ist natürlich auch die Wartung aller Transportmittel, um sicherzustellen, dass diese auch immer funktionieren, da ansonsten der normale Verkaufsbetrieb nahezu zum Erliegen kommt.

Die Verbindungen im Gehirn

All diese Probleme finden wir auch in unserem »Kaufhaus Denken«, denn auch dort existieren unter der Annahme der drei Schnittebenen die acht Gehirnabteilungen. Dort stoßen wir an die Grenzen unserer Leistungsfähigkeit, wenn keine oder nicht genügend »Datenautobahnen« zwischen den einzelnen Abteilungen zur Verfügung stehen. Aber anders als im Kaufhaus gibt es im Gehirn kein Chaos, wenn zu viele Verbindungen vorhanden sind und natürlich auch keine Platzprobleme. Die Aufgabe von Herrn Kigol, nämlich dafür zu sorgen, dass genügend Verbindungen zwischen den Abteilungen entstehen, übernimmt das regelmäßige Üben von Bewegungsaufgaben gepaart mit kognitiven Herausforderungen. Die werden so kombiniert, dass möglichst alle Gehirnareale gleichzeitig oder zumindest in zeitnaher Abfolge angesprochen werden. Um dieses Vorhaben umzusetzen, bedarf es einer strukturierten Vorgehensweise. Gleichzeitig erfüllen Sie mit dem stetigen Training nach diesen Vorgaben alle notwendigen »Wartungsaufgaben« für Ihr Gehirn, sodass es immer »funktionieren« sollte.

Der Trainingstransfer

Nun geht es darum, unser theoretisches Wissen in praktische Ausführungen und Übungen zu übertragen. Unser Ziel, die Gehirndimensionen miteinander zu verbinden, erreichen wir in folgenden vier Schritten:

- Dimensionsentwicklung
- Dimensionswechsel
- Dimensionskette
- Dimensionsfluss

Die Dimensionsentwicklung

Zunächst ist es empfehlenswert, innerhalb einer Dimension (Lateralität, Fokussierung oder Zentrierung) die Voraussetzungen dafür zu schaffen, dass die beiden Strukturen dieser Dimension (z. B. linke und rechte Gehirnhälfte) einerseits unabhängig voneinander agieren können, aber bei Bedarf auch bestens miteinander kooperieren.

Das erreichen wir, wenn Aufgaben ausgeführt werden, die entweder einen ständigen Wechsel zwischen den beiden Arealen provozieren oder die das zeitgleiche Arbeiten fordern. Bei Bewegungsaufgaben spielt zusätzlich das Wechselspiel zwischen zyklischen und azyklischen Bewegungen eine große Rolle. Ein sehr einfaches Beispiel ist das Springen von einem Bein auf das andere mit einer kurzen Unterbrechung nach drei Sprüngen, dann nach vier Sprüngen usw.

Nachdem wir jetzt die Basis geschaffen haben, um innerhalb einer Dimension effektiv handeln zu können, betrachten wir die nächste Herausforderung: den Übergang von einer Dimension auf eine andere, den Dimensionswechsel.

Der Dimensionswechsel

Wir wechseln ständig hin und her zwischen zwei Dimensionen, die wir vorher ausgewählt haben. Wenn wir beispielsweise seitlich von einem Bein auf das andere springen, beanspruchen wir die Dimension der Lateralität (links, rechts). Wechseln wir nun zu Sprüngen vorwärts und rückwärts im Wechsel, befinden wir uns in der Dimension der Fokussierung (vorne, hinten).

Die Dimensionskette

Wenn das Wechselspiel von einer Dimension in eine andere und wieder zurück recht gut klappt, ist es an der Zeit, die dritte Dimension ins Spiel zu bringen, um damit eine Dimensionskette zu bilden. Das bedeutet, dass wir nach einem Wechsel von einer Dimension in eine andere nicht wieder zurückwechseln, sondern auf eine andere Dimension übergehen. Bei unserem Sprungbeispiel würden wir nun nach den Sprüngen vorwärts und rückwärts immer abwechselnd beidbeinig hochspringen und in die Hände klatschen. Damit tauchen wir in die Dimension der Zentrierung (oben, unten) ein. Wir bilden also eine Kette von unterschiedlichen Dimensionen.

Der Dimensionsfluss

Wir wechseln nun nicht mehr zwischen den Dimensionen, sondern arbeiten in einer Dimension weiter, während wir eine zweite oder gar dritte Dimension hinzunehmen. Entscheidend ist, die Übungen der anderen Dimensionen dabei nicht zu unterbrechen. Besonders spannend wird es, wenn die neue Dimension als plötzliche Herausforderung bewältigt werden muss. Um bei dem Sprungbeispiel zu bleiben, müssten Sie sich jetzt während der Sprünge einen Ball unregelmäßig selbst hochwerfen und wieder fangen. Probieren Sie es ruhig aus! Sie werden sehen, dass es ohne die passenden Vorübungen eine sehr große Herausforderung darstellt.

Die praktische Umsetzung

In der Theorie klingt das alles sehr einleuchtend, aber wie sieht nun die Praxis aus? Ist es wirklich immer möglich, die Dimensionen in der Reihenfolge Entwicklung – Wechsel – Kette – Fluss zu trainieren?
Leider ist die beschriebene Vorgehensweise nur bei ganz wenigen ausgewählten methodischen Übungsreihen einzuhalten. Dies liegt daran, dass fast bei jeder Sportart, die wir als Grundform auswählen können, so gut wie immer die Beine eine mehr oder weniger zyklische Bewegung durchführen. Ein isoliertes

Belasten, wie ich es bei der Dimensionsentwicklung beschrieben habe, ist also immer dann unmöglich, wenn die untere Körperhälfte durch die gewählte Sportart kontinuierlich aktiv ist. Aber keine Bange! Da diese Bewegungen fast immer automatisiert sind, ist es in der Regel kein Problem, wenn andere Körperteile Zusatzaufgaben bewältigen müssen. Obwohl Sie sich damit nach den eben beschriebenen Definitionen schon im Dimensionsfluss und damit in der schwierigsten Kategorie befinden, sind die Übungen so ausgewählt, dass Sie diese trotzdem gut bewältigen können.
Lediglich bei den Bewegungen zur Gehirnentfaltung (siehe Seite 35f.) kann die Reihenfolge Entwicklung, Wechsel, Kette, Fluss relativ gut eingehalten werden, weil diesen Bewegungen keine automatisierte Bewegung wie z. B. Laufen oder Zugbewegungen der Arme zugrunde gelegt ist.

Auswahl der Übungen

Wie bei den Beispielen kurz angedeutet, gilt es jetzt, verschiedene Bewegungen zu finden, die geeignet sind, durch mannigfaltige Kombinationen die gewünschten Effekte zu erzielen. Um jedem, unabhängig von Alter oder Trainingszustand, die Möglichkeit zu geben, mit oder ohne Partner und mit möglichst wenig Materialaufwand zu trainieren, beschränken wir uns auf die einfachen Bewegungsmuster. Möglich sind: Springen, Klopfen, Klatschen, Arm/Hand/Finger bewegen, Bein/Fuß bewegen, Ball werfen und fangen, Ball prellen, Körper drehen, Augen bewegen, Kopf bewegen, Zunge bewegen und Mimik.

Manchmal ist es jedoch anatomisch unmöglich, alle Gehirnareale nur durch Bewegungen zu aktivieren. Wie wollen Sie beispielsweise ohne Zuhilfenahme eines Spiegels einen kleinen Ball hinter dem Körper hochwerfen und sicher wieder fangen? Eulen hätten dafür die nötigen visuellen Möglichkeiten, aber leider fällt ihnen das Fangen schwer.

Auch übungsimmanente Beschränkungen lassen bestimmte Kombinationen von Dimensionen nicht zu: Beim Nordic Walking ist es nicht sinnvoll, eine Übung zu versuchen, bei der man einen Ball mit den Beinen hinter dem Körper bewegt. Um dennoch das hintere Gehirnareal zu integrieren, gibt es beispielsweise die Möglichkeit, die visuelle Wahrnehmung mit einzubauen, weil diese bekanntlich im Hinterhauptlappen, also im hinteren Gehirnbereich, zu Hause ist.

Zusatzaufgaben

Mit Hilfe von verschiedenen Zusatzaufgaben können wir also die Gehirnregionen ansteuern, die allein mit Bewegung nicht zu erreichen wären. Grundsätzlich sind aber Bewegungsaufgaben gegenüber den kognitiven Herausforderungen zu bevorzugen, da anzunehmen ist, dass die körperliche Beteiligung an einer Neubahnung effektiver wirkt als die bloße Aufgabe für das Gehirn.

Es gibt zwei Gruppen von Zusatzaufgaben: Einerseits könnten wir unsere Sinneswahrnehmungen mit einbeziehen, also sehen, hören, tasten und – mit Abstrichen – riechen und schmecken. Andererseits bieten verschiedene kognitive Aufgaben ein breites Spektrum an: zählen, rechnen, buchstabieren, sprechen, reimen, übersetzen, pfeifen, summen oder singen.

Der Aufbau innerhalb einer Übung

Eine ähnliche Vorgehensweise bietet sich beim methodischen Aufbau innerhalb einer Übung an. Zunächst sollte eine Bewegung isoliert entwickelt werden (z. B. das Gehen), ehe man den Wechsel von einer Bewegung zu einer anderen trainiert (z. B. der Wechsel zwischen vor- und rückwärtsgehen).

Zwei Bewegungen als Kette miteinander zu verbinden, sei es gleichzeitig oder kurz nacheinander, ist schon wesentlich schwieriger. In unserem Beispiel prellen wir beim Gehen einen Ball. Die Königsdisziplin ist dann der Bewegungsfluss, wenn eine der beiden Bewegungen kontinuierlich und die zweite Bewegung (von außen durch Ansagen oder Handlungen initiiert) nur einmalig ausgeübt wird. Dabei darf die regelmäßige Bewegung keinesfalls verändert werden.

Beispiel: Beim Ballprellen wird noch ein zweiter Ball zugeworfen, der dann gefangen werden muss. Da bei Life Kinetik® fast immer einfache Bewegungen genutzt werden, ist die Bewegungsentwicklung nicht mehr notwendig, weshalb es nur drei Trainingsbereiche gibt, um die flexible Körperbeherrschung zu trainieren:

- Bewegungswechsel
- Bewegungskette
- Bewegungsfluss

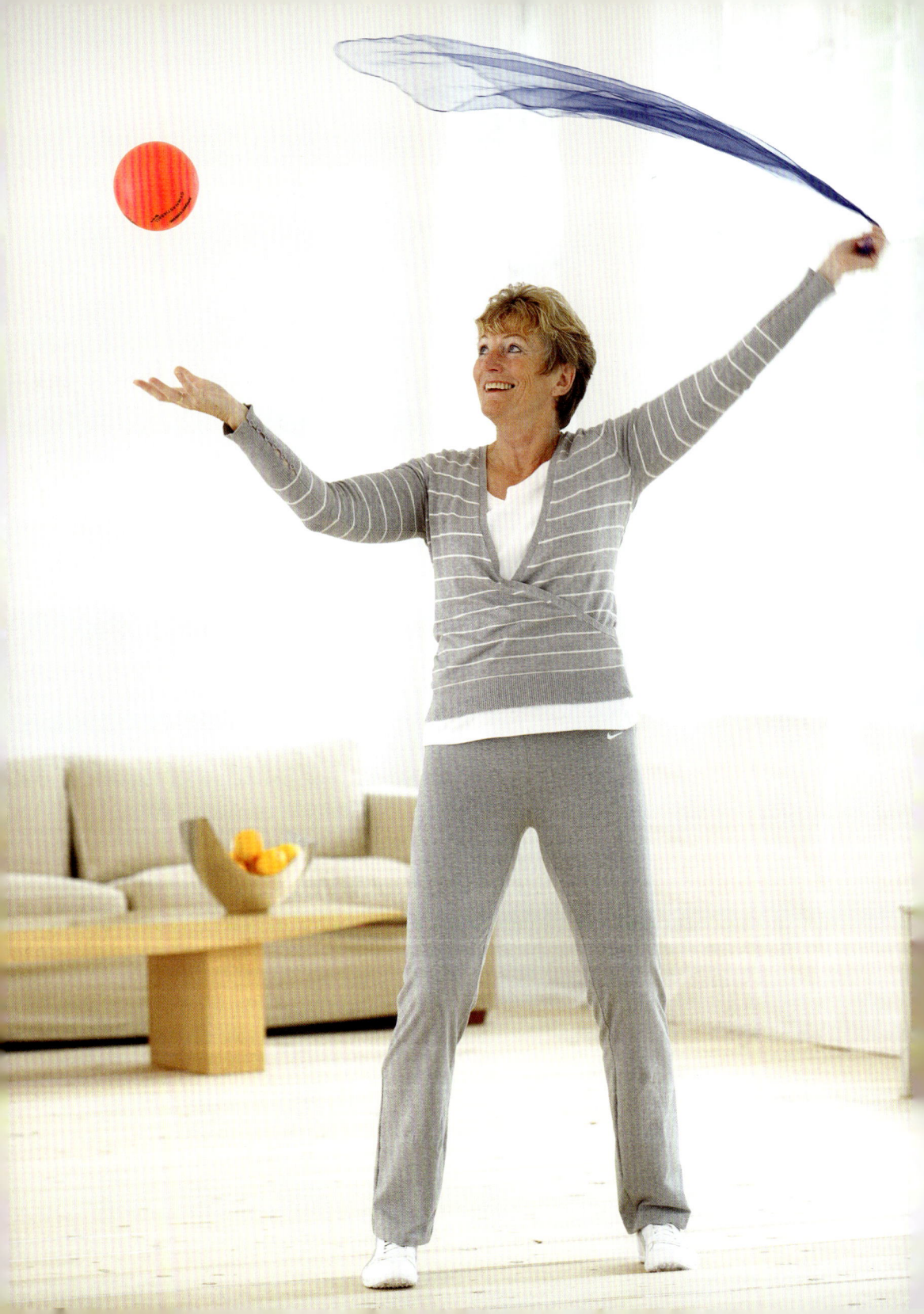

Die Life-Kinetik®-Praxis

Isoliert durchgeführte klassische Life-Kinetik®-Übungen sind inzwischen

zu einer eigenen Sportart herangewachsen, die Bewegung mit Gehirnauf-

gaben und Wahrnehmung kombiniert. Durch die Vielseitigkeit der Übungen

lassen sich viele davon aber auch in andere Sportarten integrieren. Hier

erfahren Sie, wie Sie Life Kinetik® in die Praxis umsetzen.

Geeignete Sportarten

Nun geht es darum, sich eine Grundsportart auszusuchen, die Ihren Körper in den beschriebenen optimalen Vorstartzustand bringt. Um Ihnen die Entscheidung zu erleichtern, habe ich die in Frage kommenden Sportarten gesammelt und in die Denksportgruppen aufgeteilt. Alle führen bei richtiger Steuerung den Puls in die gewünschte Region (siehe Seite 17) und sind nicht zu komplex, so dass ein Training des Gehirns problemlos integrierbar ist. Die Aufzählung der Vor- und Nachteile berücksichtigt in erster Linie die Eignung für das Gehirnentfaltungstraining. Die Sternchen gewichten die Zweckmäßigkeit der Sportart, wobei fünf Sterne (✸✸✸✸✸) die höchste Bewertung darstellen.

Indoorsport

Gut geeignet sind Gerätesportarten, deren gemeinsames Merkmal es ist, dass sie stationär an einem festgelegten Ort unter Zuhilfenahme eines Geräts ausgeführt werden. Meistens handelt es sich um zyklische, automatisierte Bewegungen, die eine Ausführung weiterer Aufgaben erlauben. Eine große Auswahl finden Sie in nahezu jedem Fitness-Studio, aber es spricht auch nichts gegen den Hometrainer in den eigenen vier Wänden.

Fahrradergometer ✸✸✸✸✸

Radfahren gegen einen durch Magnetsysteme oder Schwungräder erzeugten Widerstand.
- Vorteile: Das Körpergewicht muss nicht getragen werden.
- Nachteile: Rundrückengefahr bei falscher Sitzhaltung.

Beim Training auf dem Fahrradergometer oder Spinningrad können problemlos zusätzliche Denkaufgaben gelöst werden.

Laufband ✳✳✳✳

Geh- und Laufbewegungen werden auf einem von Rollen bewegten Band durchgeführt.

- Vorteile: Da die Geschwindigkeit des Bandes exakt eingestellt werden kann, ist eine Über- oder Unterforderung kaum möglich.
- Nachteile: Billiggeräte haben eine schlechte Dämpfung, was Gelenkprobleme verursachen kann. Bei ungenügender Konzentration sind Stürze möglich, z. B. wenn man neben das Band tritt.

Stepper ✳✳✳

Auf zwei Plattformen stehend wird die Bewegung des Treppensteigens nachgeahmt.

- Vorteile: Obwohl im Stehen trainiert wird, wirken keine Stoßbewegungen auf die Wirbelsäule.
- Nachteile: Da nur sehr gut Trainierte üben können, ohne sich festzuhalten, stehen die Arme kaum für Zusatzaufgaben zur Verfügung.

Cross-Trainer ✳✳✳

Auf zwei Plattformen stehend wird durch elliptische Tretbewegungen die Laufbewegung simuliert. Die Hände unterstützen die Bewegung durch das Ziehen und Drücken von zwei vor dem Oberkörper stehenden Stangen (ähnlich der Nordic-Walking-Bewegung).

- Vorteile: Obwohl im Stehen der gesamte Körper trainiert wird, wirken keine Stoßbewegungen auf die Wirbelsäule.
- Nachteile: Die Arme sind für Zusatzaufgaben blockiert.

Rudergerät ✳✳

Auf einem Sitzschlitten werden entweder mittels Seilzug oder Hydraulikzylinder Ruderbewegungen absolviert.

- Vorteile: Das Körpergewicht muss nicht getragen werden, der ganze Körper wird trainiert.
- Nachteile: Falsche Bewegungsausführung kann zu Rückenproblemen führen. Die Arme sind für Zusatzaufgaben blockiert.

Outdoorsport

Um die natürliche Sauerstoffproduktion im Freien in vollen Zügen genießen zu können, sind Outdoor-Sportarten die beste Empfehlung. Obwohl einige der Sportarten auf die passende Bodenbeschaffenheit angewiesen sind, bieten die meisten mehr Möglichkeiten, den Ort des Trainings zu variieren. Manche sind witterungsabhängig und nur in bestimmten Jahreszeiten zu empfehlen. Es empfiehlt sich der Einsatz von Pulsuhren.

Generell gilt: Beim Training in Straßennähe ist die Nutzung von Ansagen über Kopfhörer wegen der eingeschränkten Wahrnehmung nicht zu empfehlen.

Wandern ✳✳✳✳✳

Zügiges Gehen in der Natur.

- Vorteile: Optimale Umgebung mit idealer Sauerstoffversorgung.
- Nachteile: Unter Umständen sehr schwankende Pulsfrequenzen (bergauf, bergab).

Radfahren ✳✳

- Vorteile: Das Körpergewicht muss nicht getragen werden.
- Nachteile: Im Straßenverkehr können aus Sicherheitsgründen keine Zusatzaufgaben ausgeführt werden. Die Arme sind für Zusatzaufgaben blockiert; Rundrückengefahr bei falscher Sitzhaltung.

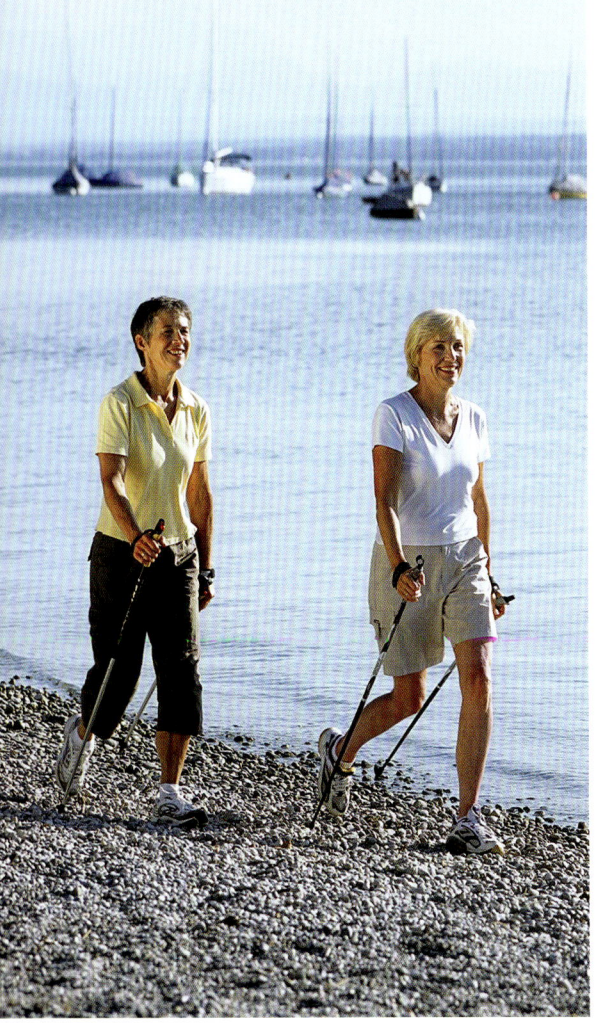

Walking ✳✳✳✳✳

Zügiges Gehen mit intensiven Armbewegungen.

- Vorteile: Nahezu überall durchführbar.
- Nachteile: keine

Jogging ✳✳✳✳

Langsamer Dauerlauf

- Vorteile: Auf jedem Untergrund möglich.
- Nachteile: Durch Stoßbewegungen auf hartem Untergrund kann es zu einer Überbelastung der Gelenke kommen.

Nordic Walking ✳✳✳

Zügiges Gehen mit Stockeinsatz.

- Vorteile: Nahezu überall durchführbar, trainiert den ganzen Körper.
- Nachteile: Die Arme sind für Zusatzaufgaben blockiert.

Skilanglauf ✳✳✳

Klassische Technik oder Skating-Technik mit Langlaufskiern und –Stöcken.

- Vorteile: Ideale Sauerstoffversorgung, trainiert den ganzen Körper.
- Nachteile: Stark witterungsabhängig, die Arme sind für Zusatzaufgaben blockiert.

Inline-Skaten ✳

- Vorteile: Trendsportart
- Nachteile: Da es nur auf glatten Bodenbelägen möglich ist, wird es häufig auf asphaltierten Straßen durchgeführt, wes-

halb aus Sicherheitsgründen Zusatzaufgaben, wenn überhaupt, nur sehr spärlich ausgeführt werden können. Wegen der relativ hohen Geschwindigkeit besteht bei Nässe beim Anhalten oder in Gefahrensituationen große Sturzgefahr.

Der große Vorteil der Outdoorsportarten birgt auch Gefahren: Ein gezieltes Training des Gehirns ist nur möglich, wenn der Sport abseits von befahrenen Straßen in einem ungefährlichen Gelände ausgeübt wird.

Yoga, Tai Chi, Gymnastik & Co.

Charakteristisch sind mit großer Sorgfalt durchgeführte Bewegungen ohne Geräte, die einerseits eine Kräftigung der gesamten Körpermuskulatur bewirken, andererseits aber auch einer großen Konzentration bedürfen. Genau das aber disqualifiziert die meisten dieser Sportarten im Hinblick auf das Gehirnentfaltungstraining. Viele aus dem asiatischen Umfeld stammenden Bewegungsprogramme wie Qi Gong, Tai Chi, 5 Tibeter oder Yoga basieren darauf, sich während der Übungen auf ganz bestimmte Bereiche zu konzentrieren. Eine mentale Zusatzaufgabe würde den Charakter der Übungen völlig zerstören. Selbstverständlich ist es aber möglich, die reinen Bewegungen dieser Übungsprogramme mit zusätzlichen Aufgaben zu kombinieren. Dann allerdings finde ich es passender, wenn wir diese Übungen als Gymnastik bezeichnen, um diese hochwirksamen und effektiven Techniken nicht zu missbrauchen.

Gymnastik ✳✳✳✳

Dynamische oder statische Übungen für einzelne Körperteile oder den ganzen Körper, die eine Dehnung oder Kräftigung einzelner Muskeln oder ganzer Muskelsysteme bewirken.

- Vorteile: Geführte Bewegungen, ein Ganzkörpertraining kann ausgeführt werden.
- Nachteile: Stark schwankende Pulsfrequenzen je nach Intensität der Übung. Bei falscher Bewegungsausführung können Beschwerden auftreten. Azyklische Bewegungen erschweren die Konzentration auf die Zusatzaufgaben. Da Sie die Übungen ständig bewusst wechseln, ist eine automatisierte Bewegung nicht möglich, so dass gewisse Gehirnressourcen ständig belegt sind.

Gehirnentfaltungsbewegungen

Sollte Ihnen die Koppelung verschiedener Grundsportarten mit Zusatzaufgaben nicht gefallen oder Sie aufgrund gesundheitlicher Einschränkungen die Ausübung der Grundsportart zu sehr belasten, können Sie dennoch etwas für die Leistungsfähigkeit Ihres Gehirns tun. Mit den isoliert sehr gut durchführbaren Gehirnentfaltungsbewegungen schaffen Sie auch ohne die Ausführung einer Grundsportart optimale Voraussetzungen für das Trainieren des Gehirns, weil alleine schon die Ausführung der Übungen zu einer erhöhten Pulsrate führt.

Anders als bei den Grundsportarten, müssen Sie sich hier nicht auf eine bestimmte Grundbewegung festlegen, sondern können sie entsprechend dem gewünschten Trainingsziel auswählen und sogar zum Teil kombinieren. Da die Bewegungen in der Übungssammlung ab Seite 46 exakt beschrieben werden, beschränke ich mich hier auf die Kurzbeschreibung und die Vor- und Nachteile.

Lateral- und Überkreuzbewegungen ✶✶✶✶✶

Arme und Beine werden entweder auf der gleichen Seite (lateral) oder gegengleich (über Kreuz) bewegt.

- Vorteile: Überall durchführbar, ein Ganzkörpertraining kann durchgeführt werden.
- Nachteile: Viele der vorgeschlagenen Übungen kann man nur im Stehen ausführen.

Richtungslauf ✶✶✶✶✶

Geh- oder Laufbewegungen in eine durch Anweisung kurz vorher bestimmte Richtung.

- Vorteile: Einfache Grundbewegung.
- Nachteile: Platzbedarf von ca. 6 × 6 Metern, Anweisung oder Partner erforderlich.

Liniensprünge ✶✶✶✶

Eine Linie wird entweder seitlich oder vorwärts und rückwärts in bestimmten Sprungrhythmen übersprungen.

- Vorteile: Fast überall möglich.
- Nachteile: Nicht lange durchführbar, da sonst der Puls zu hoch steigt. Auf hartem Untergrund können durch die Kompressionsbewegungen der Sprünge Gelenk- und Wirbelsäulenbeschwerden hervorgerufen werden.

Parallelball ✶✶✶✶✶

Zwei Bälle werden hochgeworfen und nach bestimmten Bewegungen wieder gefangen.

- Vorteile: Überall möglich.
- Nachteile: Häufiges Bücken zum Aufheben der Bälle kann bei zu langer Belastung zu Rückenbeschwerden führen.

Balltanz ✶✶✶✶✶

Ein Ball wird hoch- oder zugeworfen und wieder gefangen, während eine bestimmte Beinbewegung ausgeführt wird.

- Vorteile: Überall möglich.
- Nachteile: Siehe Parallelball.

Tuchwirbel ✶✶✶✶✶

Ein Tuch wird in verschiedenen Richtungs- und Bewegungsvariationen geschwungen.

- Vorteile: Überall möglich.
- Nachteile: Die Raumhöhe sollte mindestens drei Meter betragen.

Freude und Spaß

Diese beiden Faktoren sind der Treibstoff für unseren Erfolg! Sorgen Sie dafür, dass der Spaß nicht zu kurz kommt. Selbstverständlich kann man auch alleine lachen, aber in der Gruppe fällt es leichter.

Stellen Sie sich vor, wie es aussieht, wenn jemand mit einem Arm ein Tuch seitlich am Körper von vorne nach hinten kreist, dann mit der anderen Hand einen Ball zum Boden prellen soll, aber stattdessen das Tuch auf den Boden wirft. Wenn Sie allein sind, schmunzeln Sie sicher über sich, aber wenn eine kleine Gruppe zusammen übt und mehr als die Hälfte der Anwesenden Probleme dieser Art hat, ist schallendes Gelächter die Folge und alle sind bestens gelaunt.

Sie brauchen keine Angst davor zu haben, sich zu blamieren. Da nahezu jeder zu Beginn Schwierigkeiten mit der Übungsausführung hat, kann jeder über jeden lachen – und was gibt es Schöneres als gut gelaunte, lachende Menschen.

So macht es mehr Spaß

- Trainieren Sie nur, wenn Sie einigermaßen gut gelaunt sind und auch Lust zum Üben haben.
- Sie sollten halbwegs ausgeruht an den Start gehen. Selbstverständlich können Sie nach einem Arbeitstag noch problemlos trainieren, aber wenn Sie die Nacht zuvor nur drei Stunden geschlafen haben, werden Sie sehr schnell an die Grenzen Ihrer Aufnahmefähigkeit stoßen.
- Überlegen Sie sich, ob Sie alleine oder lieber in Gesellschaft trainieren möchten. Wie fast jede sportliche Betätigung macht auch das Training zur Entfaltung des Gehirns zusammen mit anderen mehr Spaß. Allerdings können Sie im Einzeltraining individueller arbeiten.

- Wählen Sie für das Üben einen Ort aus, an dem Sie sich wohl fühlen und entsprechend Ihren Neigungen beobachtet oder unbeobachtet sind. Möglicherweise sorgt ein Training an der Bushaltestelle für ungeahnte Kontakte.
- Trainieren Sie regelmäßig, aber nicht zu häufig! Um dem Gehirn die Chance zur Anpassung zu geben, sollten Sie nicht öfter als zwei- bis dreimal pro Woche trainieren. Denken Sie auch bitte daran, die einzelnen Übungen nicht so lange auszuführen, bis sie vollkommen automatisiert sind.

Wenn von zehn Versuchen etwa fünf bis sechs gelingen, sollten Sie die nächste Herausforderung suchen.

So bleibt Ihr Körper fit

- Essen Sie neben einer ausgewogenen, kohlenhydratreichen Kost eine Stunde vor dem Training eine Banane.
- Trinken Sie unmittelbar vor Trainingsbeginn ca. 0,5 bis 1 Liter stilles Wasser.
- Trainieren Sie am besten bei Tageslicht in einer pflanzenreichen Umgebung ohne Straßenverkehr.
- Erhöhen Sie mit einer leichten körperlichen Bewegung, die Ihnen Spaß macht, Ihren Puls auf ca. 90 bis 120 Schläge pro Minute. Führen Sie dann ein Training durch, das durch Ankurbeln Ihres körpereigenen Belohnungssystems Dopamin ausschüttet, um neue Verbindungen zwischen Ihren Gehirnzellen zu schaffen.

Die Gestaltung des Trainings

Achten Sie bei der Wahl Ihrer Kleidung darauf, dass Sie zwar Wärme produzieren und damit ins Schwitzen kommen werden, aber dass die körperliche Betätigung nicht sehr intensiv ist. Ziehen Sie beim Training also nicht zu viel an, weil der Wärmeabtransport viel Energie kostet, aber auch nicht so wenig, dass Sie trotz Bewegung frösteln müssen.

Die Audio-CD

Sie ist eine Art Trainerersatz. Wie bereits erläutert, haben einige Trainingsbereiche das Ziel, durch eine plötzliche Herausforderung das Gehirn zu Kreativität anzuregen. Das funktioniert natürlich nur, wenn man eine Anweisung erhält, auf die man sich nicht vorbereiten konnte.

Wie Sie mit der CD umgehen

Die CD ist zu diesem Zweck in verschiedene Tracks unterteilt. Je nachdem, welche Übung Sie auswählen, haben Sie bis zu 20 Ansagevarianten zur Auswahl.

Zahlreiche weitere Variationsmöglichkeiten ergeben sich durch die von Ihnen frei wählbaren Startkombinationen bei den einzelnen Übungen.

Die CD hat zwar nur 27 Tracks, aber Sie können diese durch die individuellen Anweisungen nahezu unbegrenzt variieren, sodass es nie langweilig wird.

Sie werden schon sehr bald in der Lage sein, mit Freunden ohne CD trainieren zu können, weil Sie das Prinzip verstanden haben. Achten Sie aber bitte darauf, dass nicht immer die gleiche Person die Anweisungen gibt, sondern dass abgewechselt wird.

Da die einzelnen Tracks auf der CD nur zwischen einer und fünf Minuten dauern, sollten Sie die Einstellung so wählen, dass der Track so lange wiederholt wird, bis Sie eine neue Übung beginnen.

Eine andere, aber aufwendigere Methode ist es, die von Ihnen ausgewählten Tracks auf einen MP3-Player so oft hintereinander aufzunehmen, wie Sie es brauchen.

Das Aufwärmen

Da wir keine plötzlichen spektakulären Bewegungen durchführen, wie dies beispielsweise bei Ballsportarten der Fall ist, beschränken wir uns darauf, wie Sie das Gehirn auf die kommenden Aufgaben vorbereiten. Dazu nutzen wir Übungen, die aus der Chinesischen Energielehre stammen. Mit ihnen werden die bereits vorhandenen Verbindungen aller Gehirndimensionen »angeschaltet« und die Durchblutung angeregt.

Bitte führen Sie folgende vier Übungen jeweils etwa eine Minute lang aus. Stehen Sie dabei aufrecht und locker und achten Sie darauf, die angegebenen Körperstellen nicht zu schnell und zu heftig zu reiben.

Logikschalter

1 Während die linke Hand auf dem Bauchnabel liegt, reiben der Zeige- und Mittelfinger der rechten Hand links neben dem Brustbein und der Daumen der rechten Hand rechts neben dem Brustbein die beiden weichen Stellen unterhalb der Schlüsselbeine. Bewegen Sie dabei die Augen langsam, aber stetig von links nach rechts und umgekehrt. Der Handwechsel erfolgt nach etwa 30 Sekunden.

Gefühlsschalter

2 Zwei Finger der rechten Hand reiben die Unterlippe durch kreisende Bewegungen leicht gegen den Unterkiefer, die Finger der anderen Hand halten den oberen Rand des Schambeins (ungefähr 15 Zentimeter unterhalb des Nabels).
Bewegen Sie dabei die Augen langsam, aber stetig von oben nach unten und umgekehrt.
Handwechsel nach etwa 30 Sekunden.

1 Logikschalter: Zeige-, Mittelfinger und Daumen reiben links und rechts neben dem Brustbein die weichen Stellen unterhalb der Schlüsselbeine.

2 Gefühlsschalter: Zwei Finger reiben die Unterlippe, die linke Hand hält das Schambein.

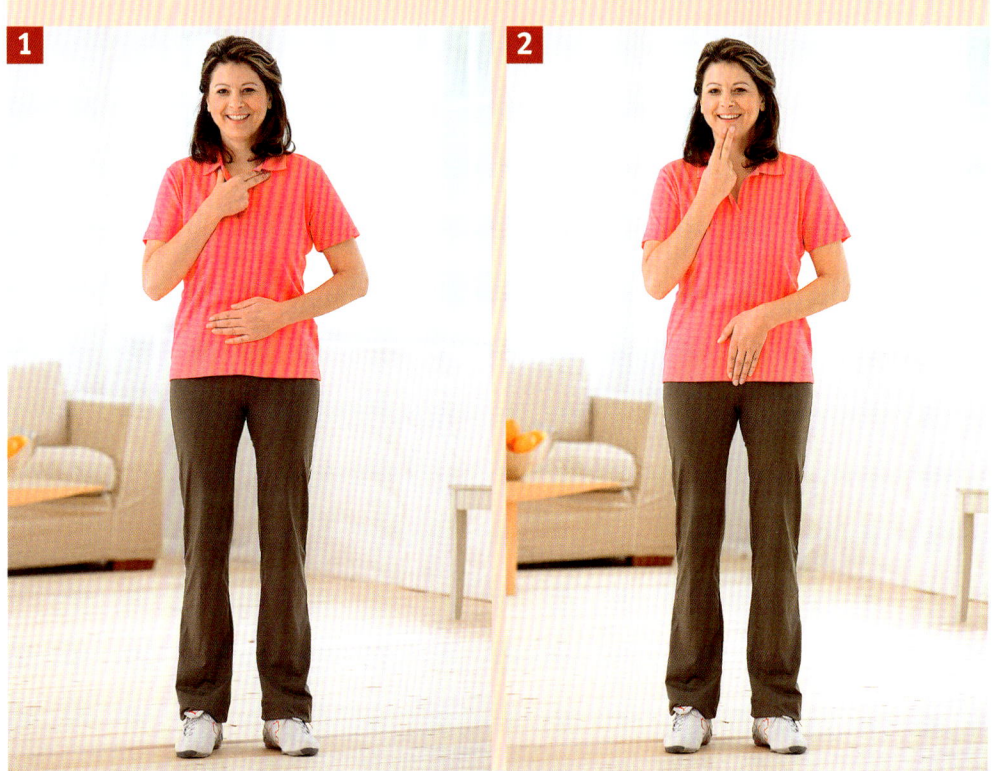

Datenschalter

3 Zwei Finger reiben auf der Mulde oberhalb der Oberlippe durch kreisende Bewegung und mit sanftem Druck die Oberlippe leicht gegen den Oberkiefer. Gleichzeitig halten Sie mit der anderen Hand im Rücken das Steißbein.

Versuchen Sie dabei, die Augen immer im Wechsel alle zwei bis drei Sekunden von nah stehenden auf weit entfernt liegende Gegenstände zu fokussieren. Handwechsel nach 30 Sekunden.

Brille

4 Sie stehen und strecken einen Arm mit nach oben zeigendem Daumen so nach vorne, dass der Daumen auf Nasenhöhe ist. Dann »malt« der Daumen durch fließendes Bewegen des ganzen Armes eine Brille mit runden Gläsern ohne Bügel (ähnlich einer liegenden Acht) in die Luft. Start ist immer links oben. Die Augen verfolgen den Daumen, der Kopf bewegt sich nicht. Jeder Arm einzeln und dann beide Arme zusammen »malen« je drei Brillen.

3 Datenschalter: Zwei Finger reiben die Oberlippe, die linke Hand hält das Steißbein

4 Brille: Der Daumen »malt« Brillen in die Luft.

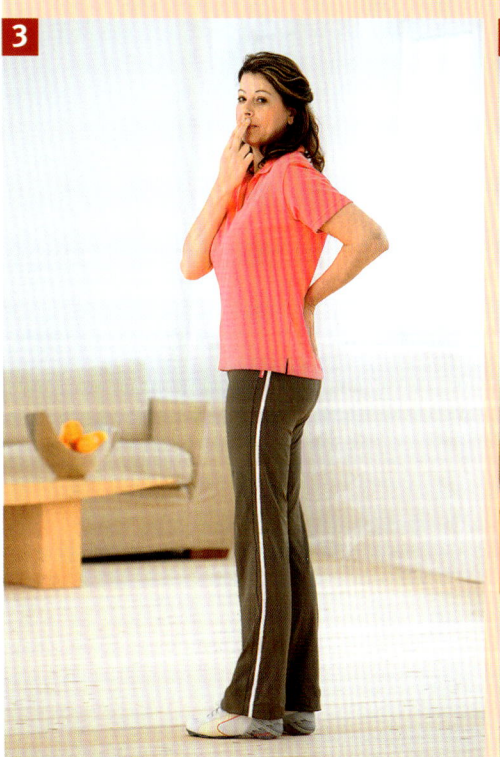

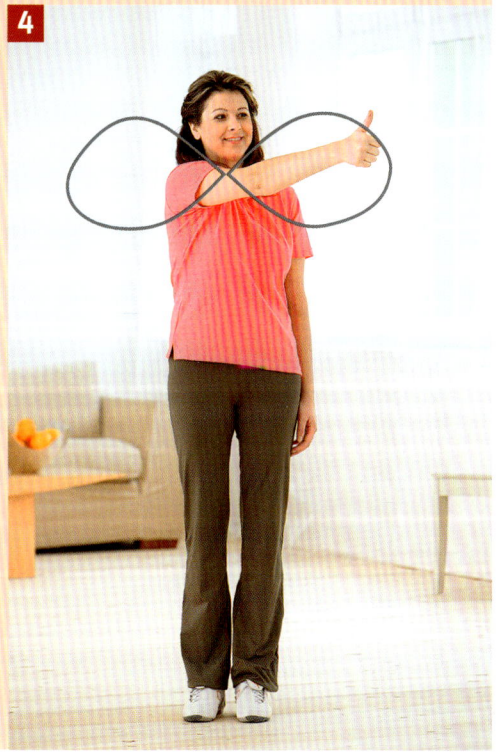

Der Hauptteil

Um sich schnell in das Training einzufinden, können Sie zu Beginn gerne eine Übung des letzten Trainings wiederholen. Arbeiten Sie aber nicht zu lange daran, schließlich wollen wir die Bewegungen nicht automatisieren. Nehmen Sie sich nicht zu viel für eine Trainingseinheit vor. Die Dauer des Trainings sollte zwischen 30 und 60 Minuten betragen, wobei es sich empfiehlt, alle zehn bis 15 Minuten eine drei- bis fünfminütige schöpferische Pause einzulegen.

Pausen aktiv füllen

Diese Pause können Sie aktiv gestalten, indem Sie einfach Ihre Grundsportart weiter ausführen oder sich zu Musik bewegen. Falls Sie in kleinen Gruppen trainieren, bieten sich natürlich kleine Ball- oder Fangspiele an. Auch Staffelspiele oder einfach nur Mannschaftsspiele mit unterschiedlichen Sportgeräten nach den Regeln eines Ballspiels, wie etwa Basketball, aber ohne Körbe, lockern die Runde sehr schnell auf.
Denken Sie jetzt bitte nicht, dass das doch nichts für Erwachsene ist! Die Erfahrung beweist genau das Gegenteil: Man fühlt sich super und hat eine Menge Spaß!

Vom Leichten zum Schweren

Nach den Pausen ist es sinnvoll, eine neue Übung zu beginnen. Nach diversen Veröffentlichungen des anerkannten Dopaminexperten Frieder Beck schafft es jeder, kontinuierlich neuronale Lernvorgänge zu provozieren, wenn er neuartige und ungewohnte Bewegungsaufgaben ansteuert. Die überraschend erfolgreiche Bewältigung der Aufgabe setzt im Gehirn strukturelle Veränderungen in Gang. Zu beachten ist dabei allerdings, dass ein Aufgabenwechsel erfolgen sollte, sobald eine Routine im Üben auftritt. Arbeiten Sie also nur so lange an einer Übung, bis Sie die ersten Erfolgserlebnisse verbuchen können. Dann sollten Sie gemäß dem Grundsatz »Vom Leichten zum Schweren« rasch steigern.

Das Abwärmen

Bitte verwechseln Sie dieses Abwärmen nicht mit dem Abwärmen nach einer intensiven körperlichen Anstrengung, wie sie zum Beispiel Sportspiele darstellen. Dort geht es darum, den Regenerationsprozess einzuleiten und die angefallenen Stoffwechselabfälle zu verbrennen.
Bei Pulsfrequenzen um die 100, die wir bei diesem Training haben, entstehen diese Abfälle kaum, sodass das klassische Abwärmen nicht nötig ist.
Bei unserem Abwärmen geht es vorwiegend darum, die neu geschaffenen Verbindungen zu festigen, gegebenenfalls die Gedanken zu ordnen und so das Schlauerwerden zu unterstützen.

Zwicker

1 Die rechte Hand drückt auf der linken Schulter die hinteren Schultermuskeln fest zusammen. Drehen Sie den Kopf langsam über die linke Schulter und atmen Sie dabei aus. Nun atmen Sie ein und drehen den Kopf nach vorne. Zum Ausatmen und Entspannen sinkt das Kinn in der Mitte langsam zur Brust.

Nun heben Sie den Kopf beim Einatmen wieder hoch und führen ihn anschließend beim Ausatmen zur rechten Schulter. Beim Zurückdrehen zur Mitte atmen Sie ein. Nach drei Wiederholungen wechseln Sie zur anderen Seite.

Stirntasten

2 Sie stehen locker aufrecht mit hüftbreit geöffneten Füßen.

Schließen Sie nun die Augen und legen Sie die ausgestreckten Finger Ihrer rechten Hand mit Ausnahme des Daumens auf den rechten Stirnbeinhöcker. Das ist der etwas vorstehende Knochen der Stirn mittig über der Augenbraue. Führen Sie gleichzeitig dasselbe mit der linken Hand an der linken Stirn aus. Achten Sie dabei darauf, dass sich Ihre Fingerspitzen nicht berühren und Sie keinen Druck auf die Stirn ausüben. Nach etwa einer Minute lösen Sie diese Position wieder auf.

1 Zwicker: Die Hand zwickt in die Schulter. Der Kopf bewegt sich wie beschrieben.

2 Stirntasten: Mit ausgestreckten Fingern die Stirnbeinhöcker so halten, dass die Fingerspitzen sich nicht berühren.

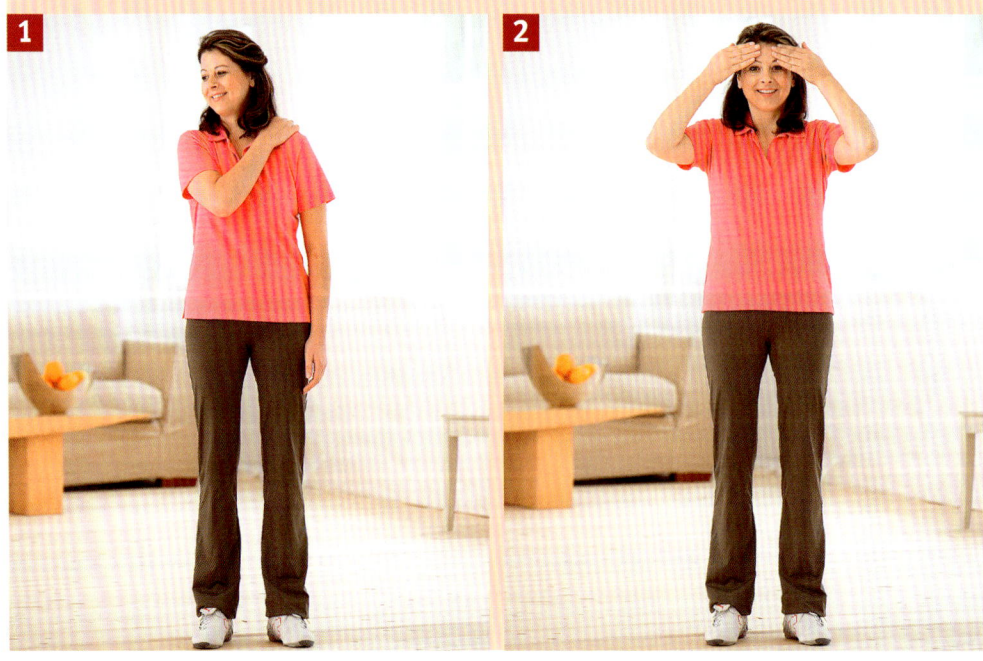

Verknüpfer

3 Diese Übung bezieht nahezu das gesamte Gehirn mit ein und ist deshalb exzellent dazu geeignet, das Zusammenspiel der Gehirnareale zu festigen. Führen Sie die Übung aber nur dann aus, wenn Sie keine Gleichgewichtsprobleme haben, da ansonsten die Gefahr besteht, umzufallen. Das rechte Bein überkreuzt das linke. Die Arme werden nach vorne unten gestreckt und so übereinander gelegt, dass der rechte Arm über dem linken liegt und die beiden Handflächen zueinander zeigen. Dann verschränken Sie die Finger und führen die gefalteten Hände an der Brust hoch zum Kinn. Schließen Sie die Augen und versuchen Sie, ohne umzufallen das Körpergewicht gleichmäßig auf beide Beine zu verteilen. Nach etwa 30 Sekunden lösen Sie zuerst die Position der Hände auf. Die Arme werden dabei nicht nach unten gesenkt, sondern bleiben vor der Brust. Danach wechseln Sie die Position: Das linke Bein überkreuzt das rechte und der linke Arm den rechten.

Als Variation können Sie auch versuchen, mit geschlossenen Augen den Körper leicht vorwärts und rückwärts oder nach links und rechts schaukeln zu lassen. Dabei ist wichtig, dass die Hüfte steif bleibt, weil ansonsten nur der Oberkörper hin und her schwingt. Später können Sie sogar auf die gleiche Weise kreisende Bewegungen mit dem ganzen Körper ausführen. Achten Sie darauf, dass der Körper fixiert bleibt und nur die Beinmuskulatur die stabilisierenden Bewegungen ausführt.

3 Verknüpfer: Arme und Beine gestreckt überkreuzen. Mit verschränkten Fingern und geschlossenen Augen die Hände zum Kinn nehmen.

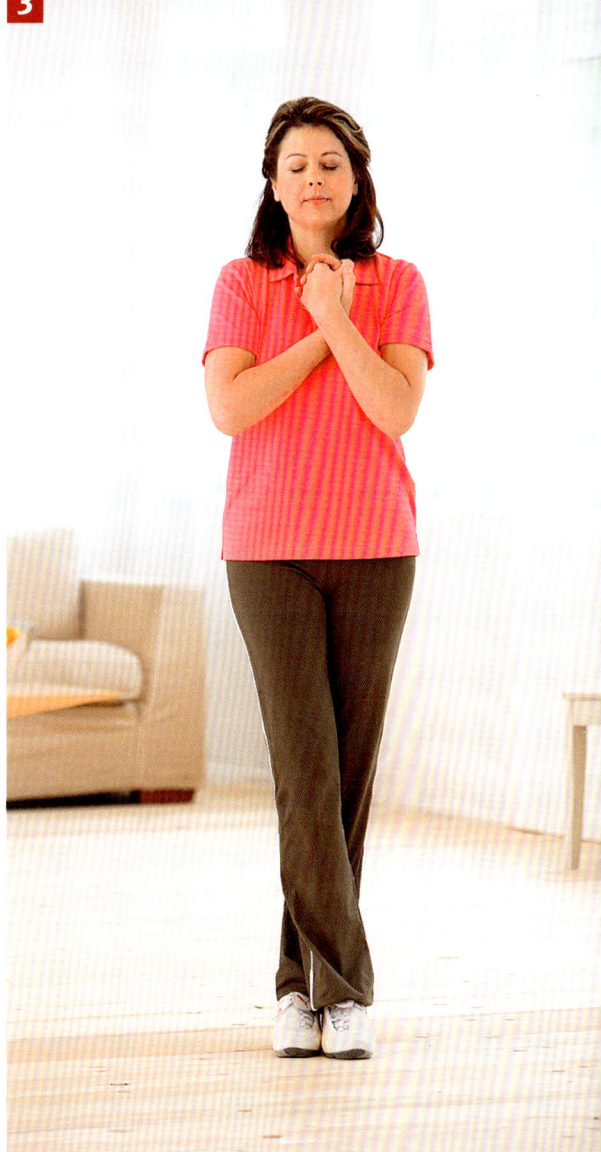

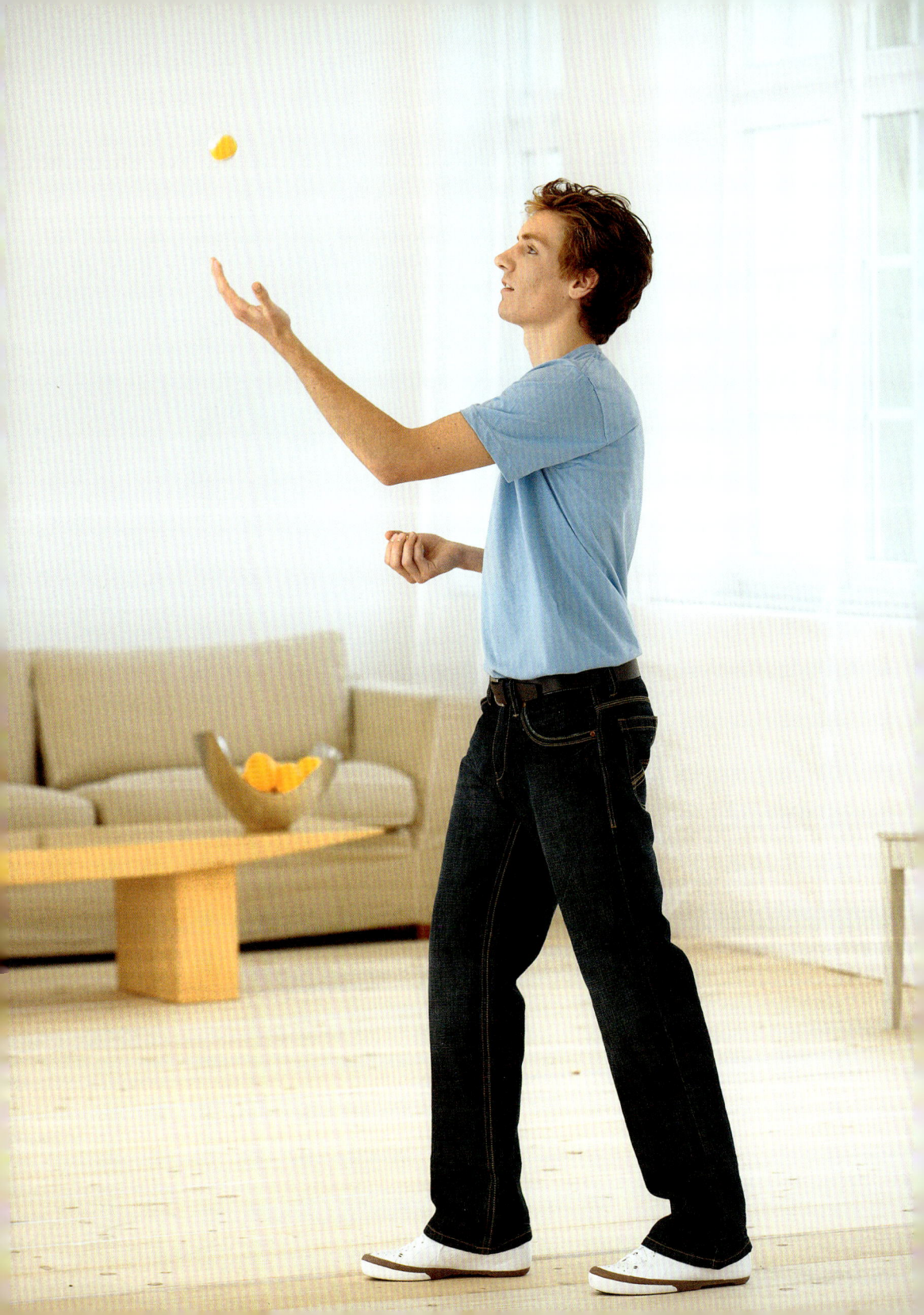

Die Life-Kinetik®-Übungen

Diese Übungen haben eines gemeinsam: Sie sehen sehr einfach aus und

niemand kann sich zunächst vorstellen, dass er damit Schwierigkeiten

haben könnte. Da sie aber in der Regel vorher noch nie absolviert wurden,

zwingen sie das Gehirn, neue Wege zu gehen, um die gestellte Aufgabe

bewältigen zu können. Dabei entstehen lustige Kapriolen. Viel Spaß!

Bewegungsübungen

Bei diesen Bewegungen handelt es sich um spezielle, neu konzipierte Übungsformen aus dem Life-Kinetik®-Bewegungsprogramm zur Gehirnentfaltung, die es schaffen, alle Gehirnregionen und -dimensionen gleichzeitig anzuregen. Zudem klettert bei der Ausübung der Bewegungsaufgaben der Puls automatisch in die optimale Region (220 minus Lebensalter, davon 50 bis 70 %), sodass es nicht erforderlich ist, zur gleichen Zeit eine Ausdauersportart auszuführen.

Der Vorteil liegt auf der Hand: Sie können sich auf die Übung konzentrieren und werden nicht durch andere Bewegungsaufgaben abgelenkt. Selbstverständlich kommt auch der Spaßfaktor optimal zur Geltung.

Gleichseitige Bewegungen und Überkreuzbewegungen

Im Stand werden Arme und Beine in bestimmten Variationen entweder auf derselben oder der gegenüberliegenden Körperseite nach Ansage bewegt.

● Bewegen Sie zum Beispiel abwechselnd den rechten Arm zusammen mit dem rechten Bein und den linken Arm zusammen mit dem linken Bein gestreckt nach vorne. Wenn Sie gleichzeitig ein Arm und ein Bein derselben Körperseite bewegen, sprechen wir von einer gleichseitigen Bewegung.
● Führen Sie abwechselnd den rechten Arm zusammen mit dem linken Bein und den

linken Arm zusammen mit dem rechten Bein nach vorne, handelt es sich um eine Überkreuzbewegung.

Ziel ist es, den Wechsel von einer Bewegung auf eine andere möglichst schnell und ohne Unterbrechung durchzuführen. Da die Übungen in ihrer Endform sehr komplex sind, empfiehlt sich folgendes methodisches Vorgehen.

Vorübungen

Üben Sie kurz die einzelnen Bewegungen. Da es sich immer um eine Kombination aus Arm- und Beinbewegung handelt, sollten Sie sich in der Tabelle auf Seite 47 aus der linken und rechten Spalte je eine Bewegung aussuchen und als Kombination einige Male üben. Zudem können folgende vier Übungen in direkter Zuordnung angewandt werden:

● Die Hand klopft auf den hochgehobenen Oberschenkel.
● Der Ellbogen tippt auf den hochgehobenen Oberschenkel.
● Die Hand tippt hinten an die gehobene Ferse.
● Die Hand tippt vorne auf die Innenseite des gehobenen Fußes.

Da alle Bewegungen so ausgeführt werden können, dass entweder Arm und Bein derselben Seite aktiv sind oder Arm und gegenüberliegendes Bein zusammenarbeiten, ergeben sich 80 verschiedene Übungen!

Armbewegungen

- Arm gestreckt nach oben
- Arm gestreckt nach vorne
- Arm gestreckt nach hinten
- Arm gestreckt zur Seite
- Arm klopft an die Hüfte
- Arm klopft an die Schulter

Beinbewegungen

- Bein gestreckt nach vorne
- Bein gestreckt nach hinten
- Bein gestreckt zur Seite
- Bein gebeugt nach vorne oben
- Unterschenkel gebeugt nach hinten
- Bein gebeugt zur Seite

1 Den rechten Arm und das rechte Bein im Wechsel mit dem linken Arm und dem linken Bein zur Seite bewegen.

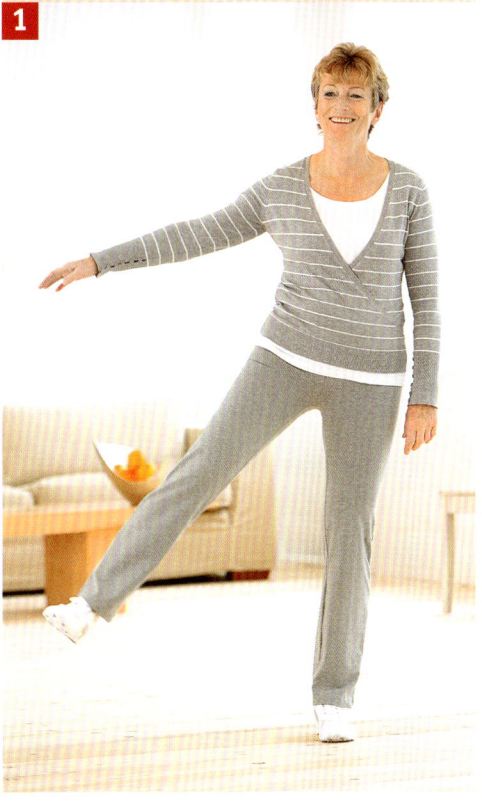

1

Wählen Sie nun einige Bewegungen aus und wechseln Sie von einer Bewegung auf eine andere nach eigenem Ermessen, wobei jeweils der Arm und das Bein auf derselben Körperseite bewegt wird (= Lateralbewegung). Danach führen Sie die Übung so aus, dass jeweils ein Arm und das gegengleiche Bein bewegt wird (= Überkreuzbewegung).

Basisübung

Suchen Sie sich vier Lateralübungen (Arm und Bein auf derselben Seite) aus, die Sie mit den Zahlen 1 bis 4 benennen. Nun sagt entweder der Partner oder einer aus der Gruppe den Bewegungswechsel durch Nennung einer Zahl an.
Der Ansager sollte ständig ausgewechselt werden. Falls Sie alleine trainieren, können Sie auch die CD verwenden (Track 4).

Beispiel, vier gleichseitige Übungen

- 1 bedeutet, den rechten Arm und das rechte Bein zur Seite zu bewegen. Das erfolgt im Wechsel mit dem linken Arm und dem linken Bein.

- 2 bedeutet, den linken Arm und das linke Bein gestreckt nach vorne zu führen. Das erfolgt im Wechsel mit dem rechten Arm und dem rechten Bein.

- 3 bedeutet, der rechte Arm klopft auf den angehobenen rechten Oberschenkel. Dies erfolgt im Wechsel mit dem linken Arm, der auf den gehobenen linken Oberschenkel klopft (siehe Abb. 3 rechts).

- 4 heißt, der linke Arm und das linke Bein werden gestreckt nach hinten bewegt. Im Wechsel führen Sie den rechten Arm und das rechte Bein gestreckt nach hinten (siehe Abb. 4 rechts).

Achten Sie bei dieser Übung darauf, dass Sie den gegengleichen Arm nicht nach vorne führen, sondern bewusst seitlich am Körper nach unten halten.

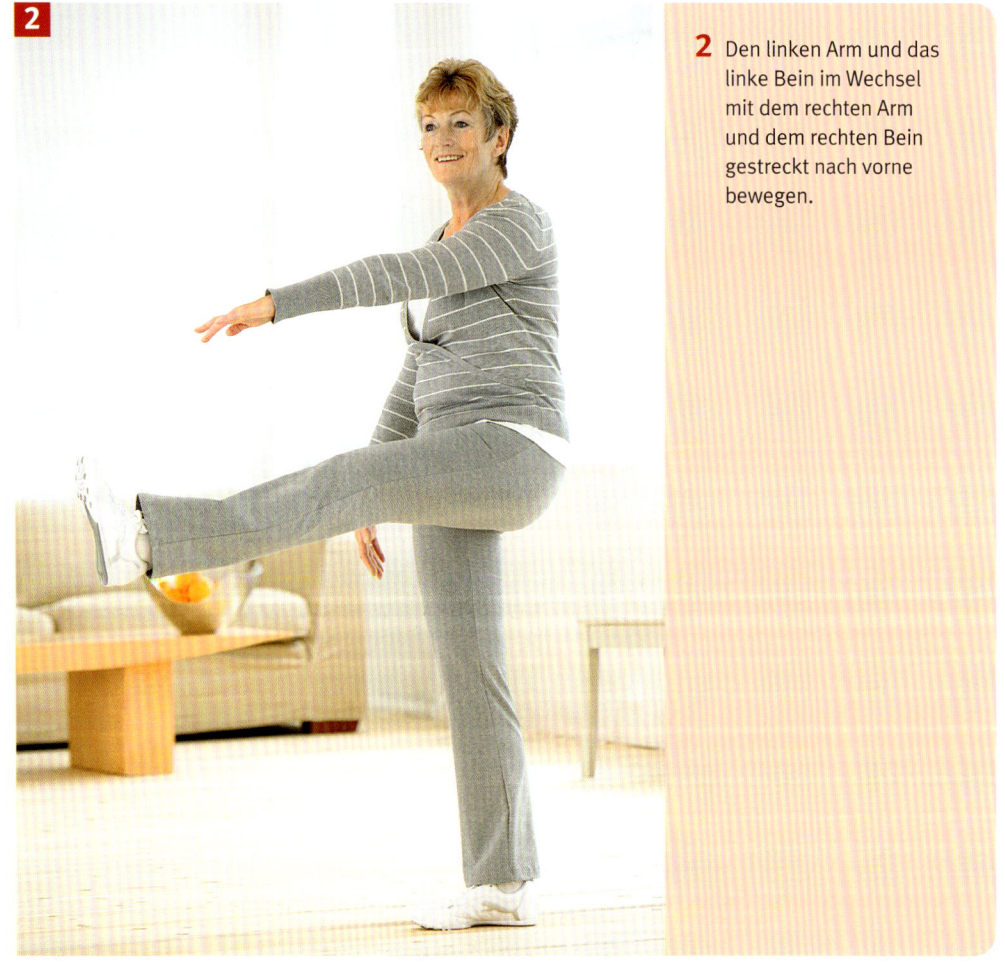

2

2 Den linken Arm und das linke Bein im Wechsel mit dem rechten Arm und dem rechten Bein gestreckt nach vorne bewegen.

3 Die rechte Hand klopft auf den rechten Oberschenkel im Wechsel mit der linken Hand, die auf den linken Oberschenkel klopft.

4 Den linken Arm und das linke Bein im Wechsel mit dem rechten Arm und dem rechten Bein gestreckt nach hinten bewegen.

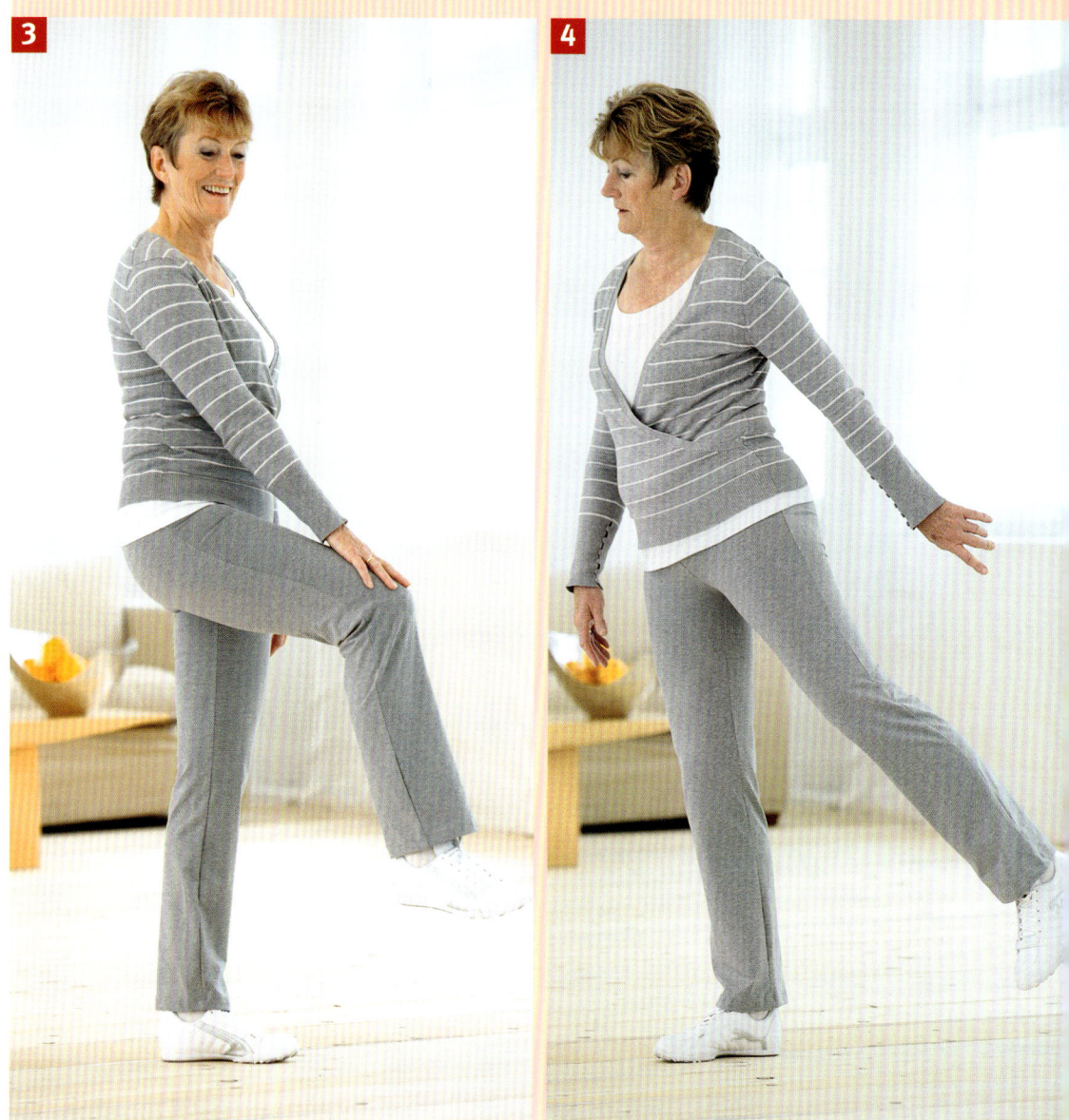

Variation 1

Wählen Sie vier Überkreuzbewegungen (Arm und gegenüberliegendes Bein) aus und bezeichnen Sie diese mit den Zahlen 5 bis 8. Ein Ansager oder der Track 5 der CD sagt Ihnen den Wechsel dieser vier Übungen an.

Beispiel

- 5 bedeutet, der rechte Arm und das linke Bein werden im Wechsel mit dem linken Arm und dem rechten Bein zur Seite geführt.
- 6 heißt, der rechte Arm und das linke Bein werden im Wechsel mit dem linken Arm und dem rechten Bein gestreckt nach vorne bewegt.
- 7 heißt, die linke Hand klopft auf den angehobenen rechten Oberschenkel. Dann Wechsel: Die rechte Hand klopft auf den angehobenen linken Oberschenkel.
- Bei 8 bewegen sich der rechte Arm und das linke Bein gestreckt nach hinten im Wechsel mit dem linken Arm und dem rechten Bein.

Variation 2

Verknüpfen Sie die acht Übungen (vier Lateral- und vier Überkreuzübungen), indem der Ansager die Ziffern 1 bis 8 nennt (Track 6).

Variation 3

Achten Sie darauf, niemals so lange an einer Reihenfolge festzuhalten, dass Sie nicht mehr überlegen müssen, weil alles schon automatisiert ist.

Wenn Sie das Gefühl haben, dass die Variation 2 einigermaßen klappt, ändern Sie bitte die Zuordnung der Zahlen zu den acht Übungen oder benennen Sie wieder andere Übungen mit Zahlen.
Mit Track 7 können Sie sogar zwölf Übungen mit Zahlen ansagen lassen.

Variation 4

Da Zahlen im Gehirn vorwiegend in der Logikhälfte verarbeitet werden, sollten Sie auch Ihre Gestalthälfte fordern. Benennen Sie Übungen mit Farben oder Städtenamen. Wenn Sie mit einem Ansager trainieren, sind keine Grenzen gesetzt. Falls Sie mit der CD arbeiten, hören Sie auf den Tracks 8, 9 und 10 die Ansagen für die Farben, auf den Tracks 11, 12 und 13 die Ansagen für die Städtenamen.

Beispiel

- Rot oder Madrid = rechter Arm hoch und linkes Bein zur Seite im Wechsel mit linker Arm hoch und rechtes Bein zur Seite.
- Grün oder London = linker Arm nach vorne und rechter Unterschenkel gebeugt nach hinten im Wechsel mit rechter Arm nach vorne und linker Unterschenkel gebeugt nach hinten.
- Blau oder Paris = linker Arm tippt an die Innenseite des gehobenen linken Fußes im Wechsel mit rechter Arm tippt an die Innenseite des gehobenen rechten Fußes.
- Gelb oder Berlin = rechter Arm und rechtes Bein gestreckt zur Seite im Wechsel mit linker Arm und linkes Bein gestreckt zur Seite.

Variation 1, vier Überkreuzbewegungen

(Arm und Bein der gegengleichen Seite werden bewegt)

1 Den rechten Arm und das linke Bein im Wechsel mit dem linken Arm und dem rechten Bein zur Seite bewegen.

2 Den rechten Arm und das linke Bein im Wechsel mit dem linken Arm und dem rechten Bein gestreckt nach vorne bewegen.

3 Die linke Hand klopft auf den rechten Oberschenkel im Wechsel mit der rechten Hand, die auf den linken Oberschenkel klopft.

4 Den rechten Arm und das linke Bein im Wechsel mit dem linken Arm und dem rechten Bein gestreckt nach hinten bewegen.

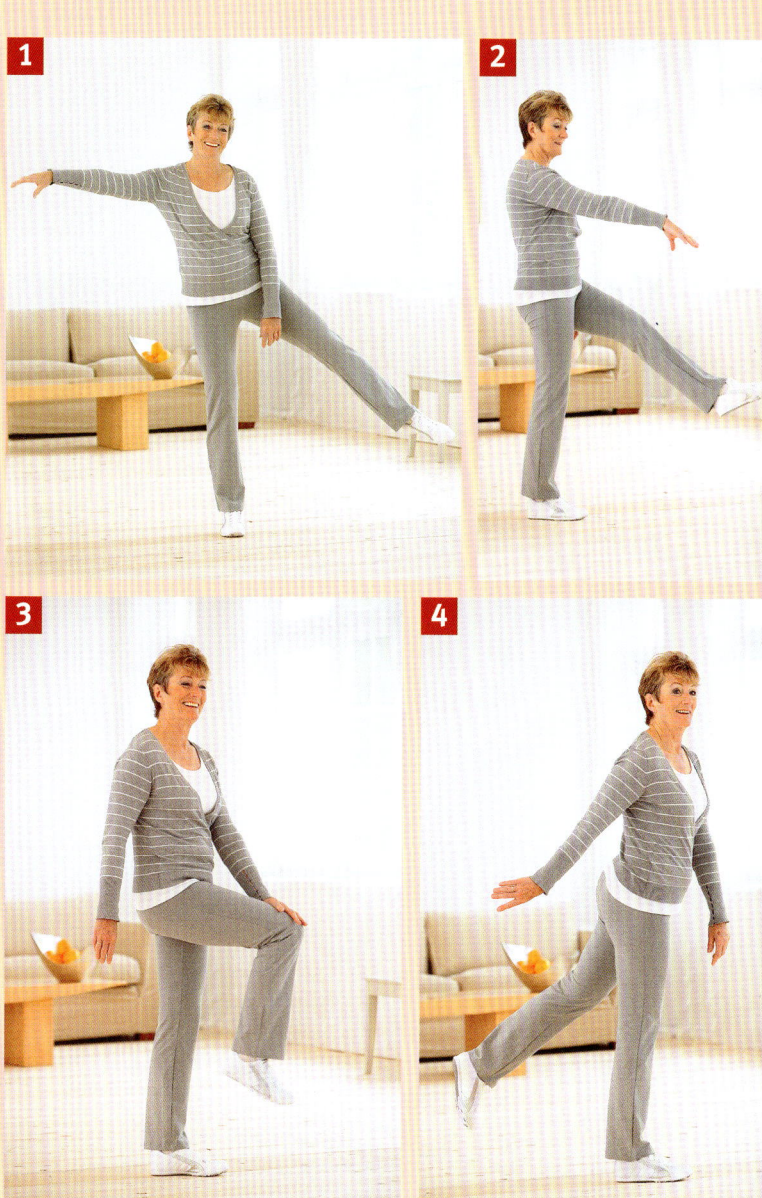

Variation 5

Wenn die Variation 4 recht gut klappt, können Sie sich an die nächste Schwierigkeitsstufe wagen. Gehen Sie nun dazu über, abwechselnd Ihre Logik- und Ihre Gestalthälfte zu fordern, indem Sie als Ansage Zahlen, Farben und Städte mischen. Hierzu sollten Sie sich vier Bewegungen (am besten zwei laterale und zwei Überkreuzbewegungen) aussuchen, die Sie dann zunächst mit den Zahlen 1 bis 4 und den vier Grundfarben benennen, Track 17.

Beispiel

- 1 und Grün = rechter Arm tippt hinten an die rechte Ferse im Wechsel mit dem linken Arm, der hinten an die linke Ferse tippt.
- 2 und Rot = rechter Arm tippt vorne an den gehobenen linken Fuß im Wechsel mit dem linken Arm, der vorne an den gehobenen rechten Fuß tippt.
- 3 und Blau = rechter Arm nach oben und linkes Bein zur Seite im Wechsel mit linker Arm nach oben und rechtes Bein zur Seite.
- 4 und Gelb = rechter Arm zur Seite und rechtes Bein gestreckt nach vorne im Wechsel mit linker Arm zur Seite und linkes Bein gestreckt nach vorne.

Sollten Sie es sich zutrauen, anstatt vier Farben und vier Zahlen gleich acht Farben und acht Zahlen zu vergeben, werden Ihnen diese auf Track 18 angesagt.
Wenn Sie Städte noch mit einbeziehen möchten, finden Sie die zugehörigen Ansagen auf Track 19 und 20. Selbstverständlich können Sie auch mit zwei oder sechs verschiedenen Übungen arbeiten. Falls dann eine Ansage kommt, die Sie nicht benannt haben, machen Sie die bisherige Übung weiter, bis wieder eine Ansage kommt, die Sie verarbeiten können.

Variation 6

Echte Profis, die die Herausforderung suchen, können natürlich für die Übungen auch Himmelsrichtungen vergeben.

Beispiel

- Nord = rechte Hand auf rechtes gehobenes Knie im Wechsel mit linke Hand auf linkes gehobenes Knie.
- Süd = linke Hand tippt hinten an die linke Ferse im Wechsel mit rechte Hand tippt hinten an die rechte Ferse.
- West = rechter Arm und rechtes Bein gestreckt nach hinten im Wechsel mit linker Arm und linkes Bein gestreckt nach hinten.
- Ost = linker Arm und linkes Bein gestreckt nach vorne im Wechsel mit rechter Arm und rechtes Bein gestreckt nach vorne.
- Nordost = rechte Hand auf linkes gehobenes Knie im Wechsel mit linke Hand auf rechtes gehobenes Knie.
- Südost = linke Hand tippt hinten an die rechte Ferse im Wechsel mit rechte Hand tippt an die linke Ferse.
- Südwest = rechter Arm und linkes Bein gestreckt nach hinten im Wechsel mit linker Arm und rechtes Bein gestreckt nach hinten.
- Nordwest = linker Arm und rechtes Bein gestreckt nach vorne im Wechsel mit rechter Arm und linkes Bein gestreckt nach vorne.

Variation 5, zwei Lateral- und zwei Überkreuzbewegungen

1 Der rechte Arm tippt hinten an die rechte Ferse im Wechsel mit dem linken Arm, der hinten an die linke Ferse tippt.

2 Der rechte Arm tippt vorne an den linken Fuß im Wechsel mit dem linken Arm, der vorne an den rechten Fuß tippt.

3 Rechter Arm nach oben und linkes Bein zur Seite im Wechsel mit linker Arm nach oben und rechtes Bein zur Seite.

4 Rechter Arm zur Seite und rechtes Bein nach vorne im Wechsel mit linker Arm zur Seite und linkes Bein nach vorne.

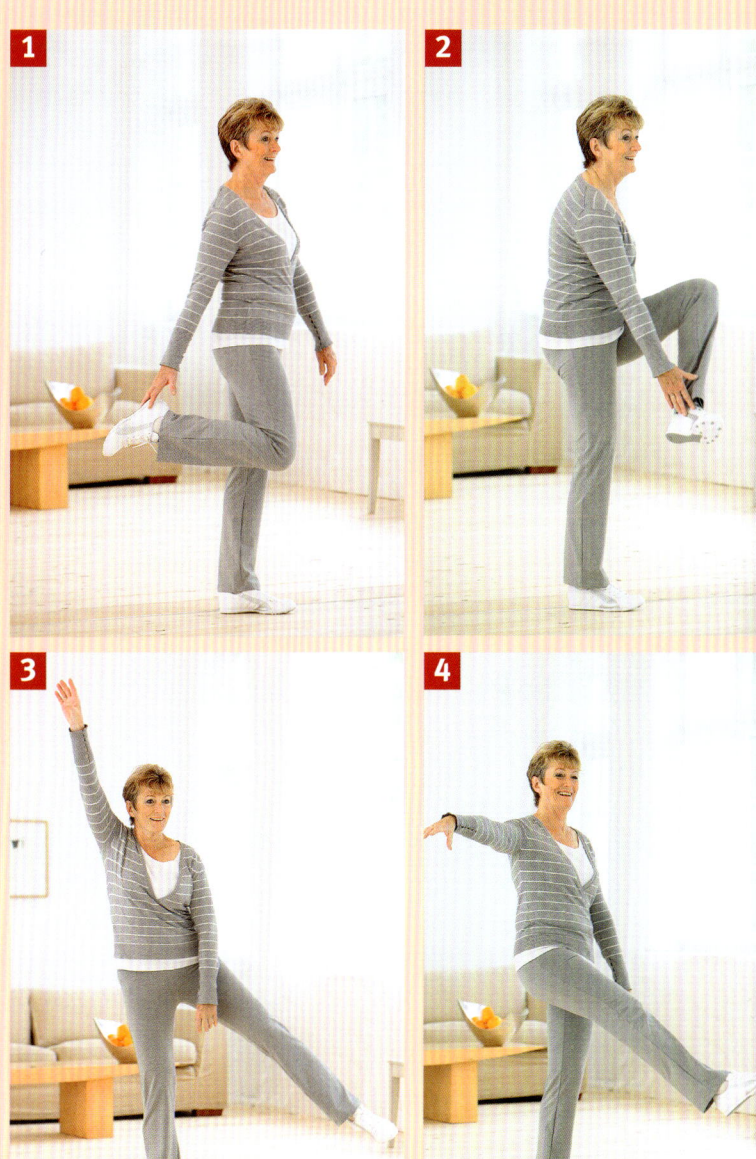

Der Track 14 der CD sagt Nord, Ost, Süd und West an, Track 15 die Zwischenrichtungen und Track 16 alle acht Richtungen.

Die Kombinationen von Himmelsrichtungen, Zahlen, Farben, Städten bieten Ihnen die Tracks 21 (jeweils 4) und 22 (jeweils 8). Steigern Sie aber bitte langsam, um Überforderungen und die daraus resultierende Enttäuschung zu vermeiden. Stetiges Variieren der 80 Übungen mit den diversen Ansagen bietet Ihnen ein Repertoire, das in einem normalen Menschenleben bei ca. 15 Minuten Training pro Woche nicht auszuschöpfen ist.

Richtungslauf

Sie bewegen entweder den ganzen Körper (im Gehen oder Laufen) oder nur den Oberkörper (im Sitzen oder Stehen) in eine angesagte Richtung. Auch hier kann die Ansage von einem Gruppenmitglied oder durch die CD erfolgen. Je schneller der Richtungswechsel durchgeführt wird, desto besser ist der Effekt.

Die Vorgehensweise haben wir bereits bei den Lateralitäts- und Überkreuzbewegungen (siehe Seite 46 ff.) kennengelernt.

Richtungslauf, Basisübung

1 Sie gehen nach vorne und werfen einen Ball mit der rechten Hand ständig nach oben.

2 Sie gehen rückwärts und werfen mit der linken Hand den Ball ständig nach oben.

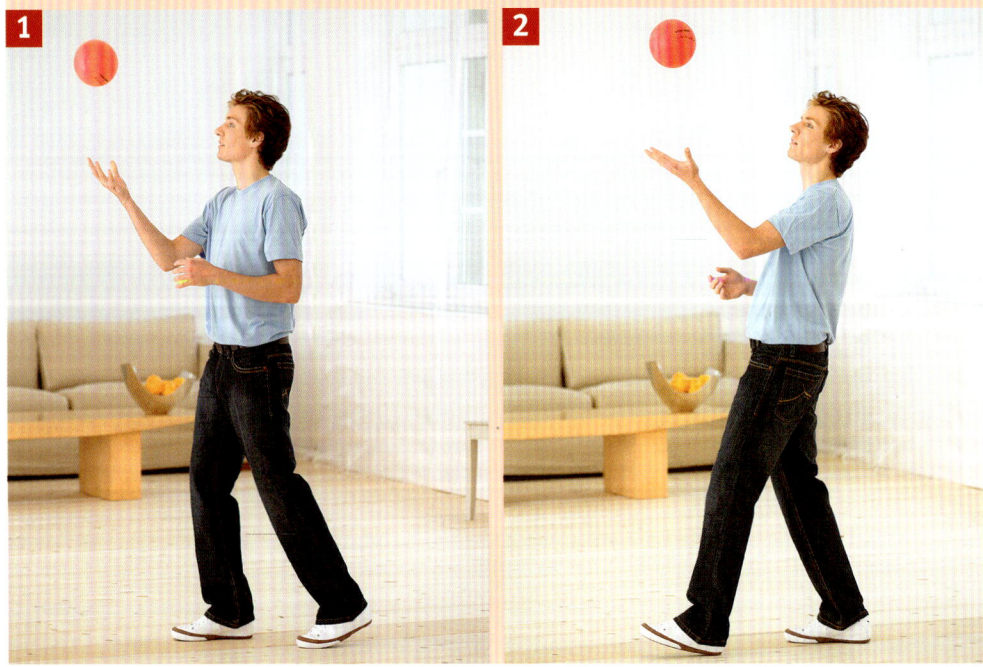

3 Sie gehen nach links und werfen den Ball ständig mit beiden Händen hoch.

4 Sie gehen nach rechts, der Ball wird nicht geworfen, sondern festgehalten.

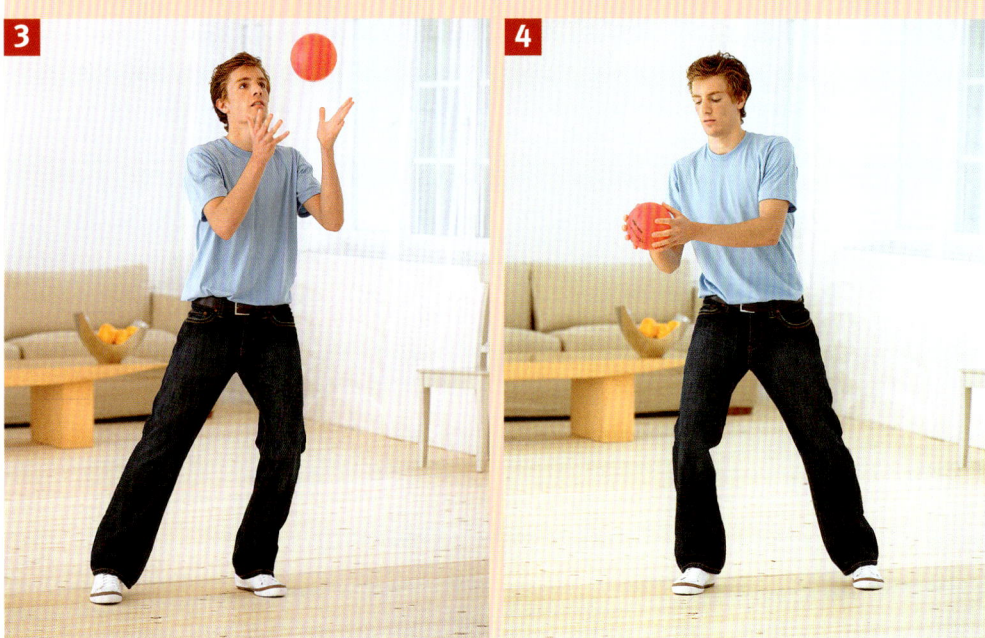

Nach eigenständiger Zuweisung von Zahlen, Farben, Städten oder Himmelsrichtungen zu den Bewegungsrichtungen (vorwärts, rückwärts, links und rechts sowie den jeweiligen Diagonalen) bestimmen die Ansagevariationen (Tracks 4 bis 22 mit Ausnahme des Tracks 7) den Schwierigkeitsgrad der Übung.

Mit Zusatzaufgaben

Da es aber anders als bei den Lateralitäts- und Überkreuzbewegungen nicht 80 Variationen, sondern lediglich acht verschiedene Richtungen gibt, können wir Zusatzaufgaben mit einbauen. Es folgt eine kleine Auswahl von vielen Möglichkeiten.

Basisübung

Für diese Übung brauchen Sie einen Ball, der gut springt. Nun bestimmen Sie für sich die Aktionen, die Sie mit diesem Ball während des Bewegens in die vier Bewegungsrichtungen durchführen müssen.

Beispiel:
- 1 = nach vorne: die rechte Hand wirft hoch
- 2 = nach hinten: die linke Hand wirft hoch
- 3 = nach links: beide Hände werfen hoch
- 4 = nach rechts: der Ball wird festgehalten

Bitte verändern Sie auch hier ständig die Zuordnung, um nicht zu automatisieren.

Variation 1

Sie prellen während der Übung einen großen Ball (Gymnastik-, Basket-, Hand-, Volley- oder Fußball) mit der von Ihnen zugewiesenen Hand. Eine mögliche Zuweisung wäre dabei zum Beispiel:

- 1 = beim Vorwärtsgehen prellt die rechte Hand,
- 2 = beim Rückwärtsgehen die linke.
- 3 = beim Nach-links-Gehen prellt die rechte,
- 4 = beim Nach-rechts-Gehen die linke Hand.

Variation 2

Sie versuchen, einen kleinen Softball auf einem Federballschläger zu transportieren oder gar stetig hochzuprellen. Bei jedem Richtungswechsel erfolgt ein Handwechsel oder Sie weisen jeder Richtung die Hand zu.

Variation 3

Während der Übung klopfen Sie mit einer vorher von Ihnen festgelegten Hand seitlich auf den Oberschenkel oder Sie klatschen in die Hände.

Richtungslauf, Variation 3

1 Beim Vorwärtsgehen klopft die rechte Hand ständig seitlich auf den Oberschenkel.

2 Beim Rückwärtsgehen klopft die linke Hand ständig seitlich auf den Oberschenkel.

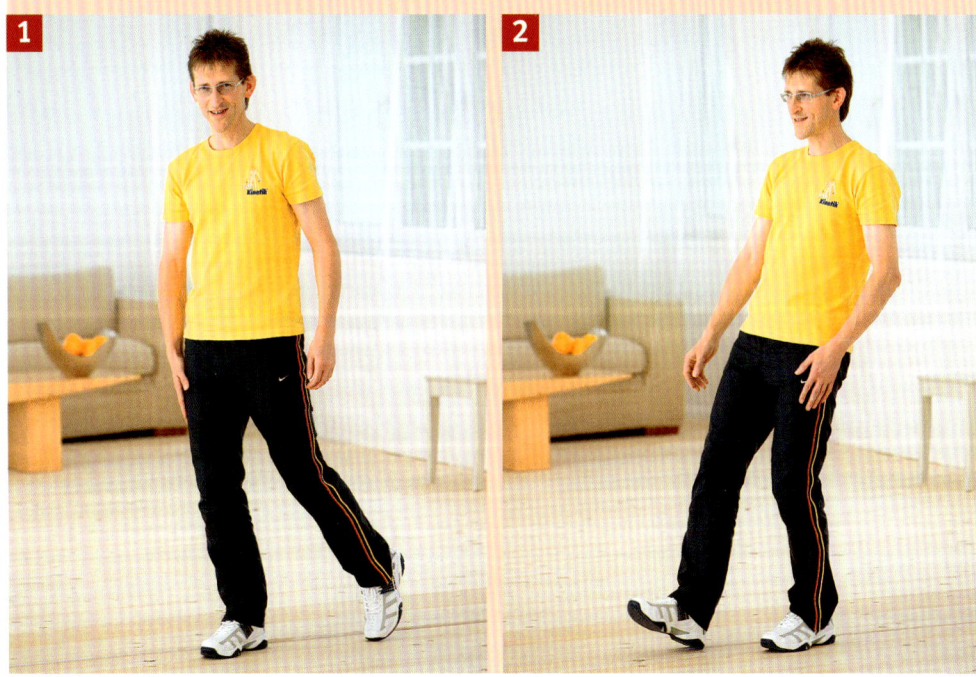

Beispiel

- 1 = Während Sie vorwärts gehen, klopfen Sie ständig mit Ihrer rechten Hand auf Ihren rechten Oberschenkel,
- 2 = während Sie rückwärts gehen, klopfen Sie ständig mit Ihrer linken Hand auf Ihren linken Oberschenkel,
- 3 = während Sie nach links gehen, klopfen Sie ständig mit beiden Händen auf Ihre Oberschenkel,
- 4 = während Sie nach rechts gehen, klatschen Sie ständig mit beiden Händen vor dem Körper.

Variation 4

Sie halten während der Übung in beiden Händen ein Tuch, das Sie je nach Richtung unterschiedlich bewegen. Weisen Sie den Bewegungsrichtungen Tuchbewegungen zu, z. B.:

- Tuch vorwärts oder rückwärts kreisen (seitlich oder vor dem Körper),
- Tuch vorwärts und rückwärts schwingen (über dem Kopf oder auf Hüfthöhe),
- Tuch auf und ab schwingen (seitlich oder vor dem Körper) und
- Tuch quer vor oder hinter dem Körper schwingen.

3 Beim Gehen nach links klopfen beide Hände ständig seitlich auf die Oberschenkel.

4 Beim Gehen nach rechts wird ständig in die Hände geklatscht.

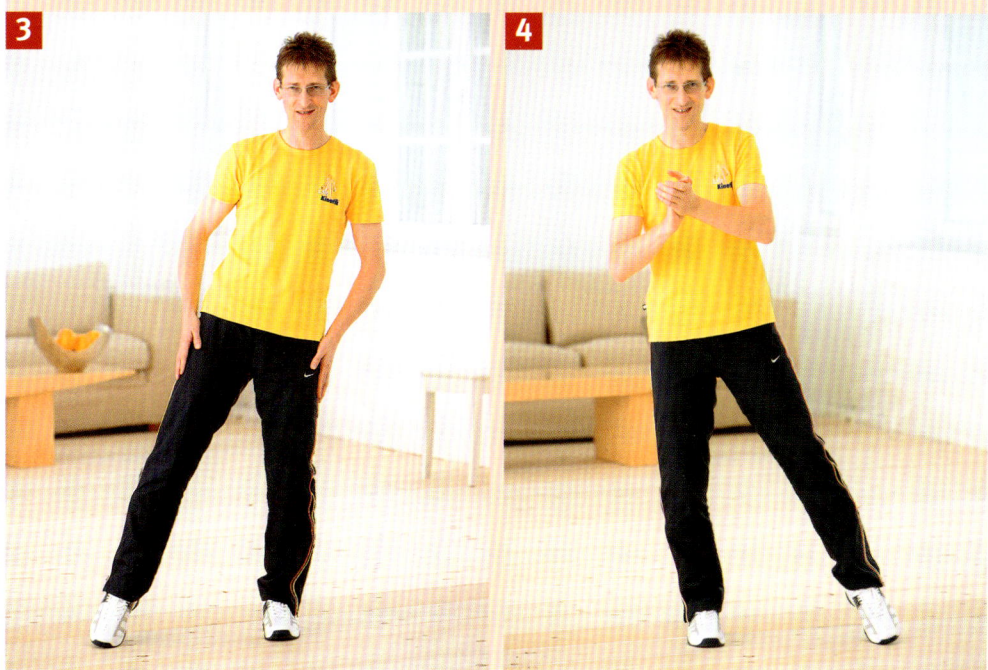

Liniensprünge

Sie überqueren eine aufgezeichnete Linie bzw. ein vor Ihnen liegendes Seil entweder durch Springen oder im Sitzen durch Heben der Beine. Dabei ist es sehr wichtig, dass immer beide Beine die Linie überqueren, unabhängig davon, ob auch beide Beine auf den Boden aufgesetzt werden sollen. Führen Sie nun zunächst die Basisübung durch.

Basisübung 1

Die Füße stehen links neben der Linie. Springen Sie mit beiden Beinen über die Linie nach rechts, landen Sie aber nur auf dem rechten Bein.
Sofort springen Sie wieder über die Linie zurück nach links, Sie landen aber nur auf dem linken Bein.
Beim nächsten Sprung nach rechts landen Sie gleichzeitig auf beiden Beinen.
Da Sie nun wieder wie in der Ausgangsposition stehen (lediglich auf der anderen Seite der Linie), beginnt jetzt die Übung von vorne. Dieses Mal landen Sie aber auf dem anderen Bein, dem linken.

Die blauen Füße in der Grafik zeigen immer den Bodenkontakt an. Versuchen Sie, so lange zu üben, bis Sie nach dem beidbeinigen Aufkommen keine Pause mehr machen müssen, sondern eine runde gleichmäßige Sprungbewegung ausführen.

Variationen

Jetzt steigern Sie die Komplexität der Übung durch kleine Zusatzaufgaben:

1. Zählen Sie jeden Bodenkontakt laut als Zahlenreihe (1, 2, 3, 4 usw.).
2. Zählen Sie jeden Bodenkontakt im 2er- oder 3er-Einmaleins (2, 4, 6, 8 bzw. 3, 6, 9, 12).
3. Zählen Sie jeden Bodenkontakt mit Hilfe des Alphabets (a, b, c, d usw.).
4. Benennen Sie jeden Bodenkontakt abwechselnd mit Zahlen und Buchstaben (1, a, 2, b, 3, c usw.).
5. Wie 4, aber Sie starten mit einem Buchstaben (a, 1, b, 2, c, 3 usw.).
6. Wie 4, aber nach 2 Buchstaben folgen immer 2 Zahlen (a, b, 1, 2, c, d usw.).
7. Sagen Sie Ihre Adresse mit Telefonnummer nicht im Sprungrhythmus laut auf.

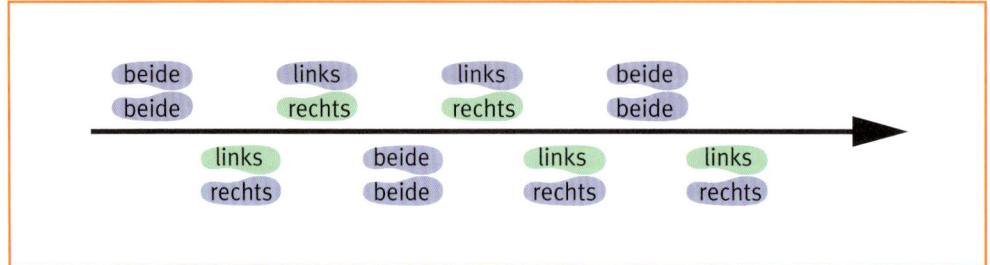

Liniensprünge — Basisübung, die Bodenkontakte sind blau dargestellt

8. Führen Sie die Basisübung 1 rückwärts mit den Variationen 1 bis 7 durch.

Basisübung 2

Beginnen Sie diese Übung erst, wenn Sie die vorigen Übungen bereits durchgeführt haben.

Das ist deshalb so wichtig, weil wir jetzt durch Integrieren der Arme eine weitere Dimension einführen. Ohne Vorübungen würde dadurch die korrekte Ausführung der Sprünge leiden. Üben Sie die Basisübung 1, wobei die Arme dabei die im Folgenden genannten Aufgaben erledigen sollen.

Liniensprünge, Variation 9 (Seite 60)

1 Beidbeiniger Absprung links von der Linie, beide Hände befinden sich seitlich an den Oberschenkeln.

2 Überspringen der Linie und Landung auf dem rechten Bein, während die rechte Hand einmal seitlich an den Oberschenkel klopft.

3 Überspringen der Linie und Landung auf dem linken Bein, während die linke Hand einmal seitlich an den Oberschenkel klopft.

4 Überspringen der Linie und Landung auf beiden Beinen, während beide Hände einmal seitlich an die Oberschenkel klopfen.

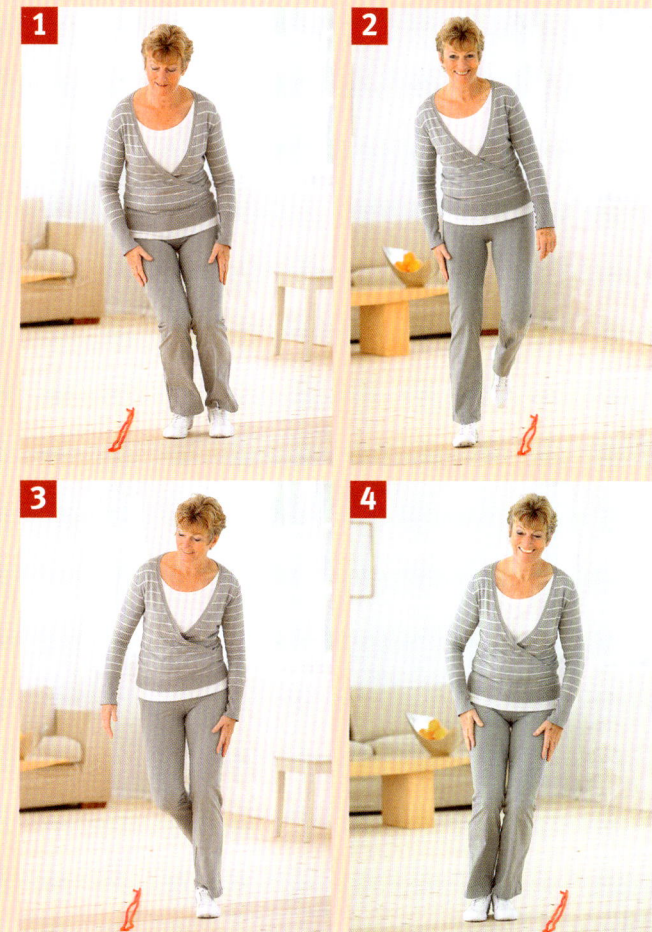

Variationen

9. Klopfen Sie mit der Hand auf den Oberschenkel des Beines, das Bodenkontakt hat. Wenn beide Beine den Boden berühren, klopfen beide Hände gleichzeitig.

10. Wie Variation 9, aber jetzt klopft die Hand immer auf den Oberschenkel des Beines, das in der Luft ist. Ausnahme: Wenn beide Beine gleichzeitig Bodenkontakt haben, dann klopfen beide Hände dennoch auf die Oberschenkel.

11. Wie Variation 9, aber die Hand klopft auf die gegenüberliegende Schulter.

12. Wie Variation 11, aber mit Klopfen auf die Schulter der Beinseite, die gerade Bodenkontakt hat (Abbildung Seite 62/63).

13. Werfen Sie mit beiden Händen während des Springens einen Fußball oder einen ähnlichen Ball ständig hoch und fangen Sie ihn wieder.

14. Integrieren Sie die Variationen 1 bis 7 zusätzlich in die Variationen 9 bis 13.

Liniensprünge, Variation 11

1 Beidbeiniger Absprung links von der Linie, beide Hände sind gekreuzt und berühren die Schultern.

2 Überspringen der Linie und Landung auf dem rechten Bein, während die rechte Hand einmal auf die linke Schulter klopft.

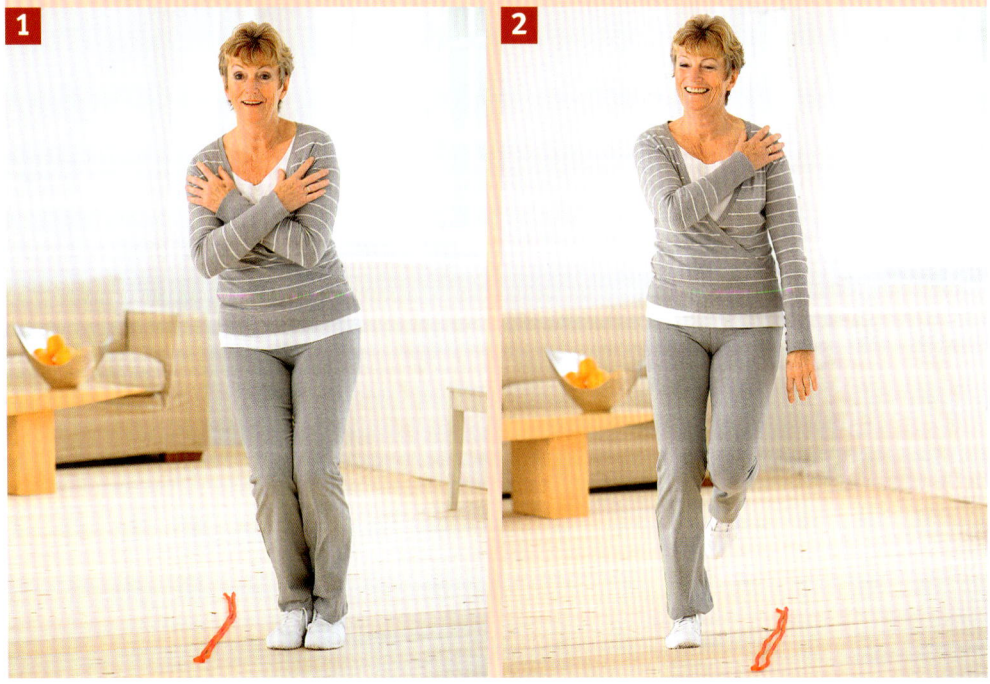

3 Überspringen der Linie und Landung auf dem linken Bein, während die linke Hand einmal auf die rechte Schulter klopft.

4 Überspringen der Linie und Landung auf beiden Beinen, während beide Hände einmal gekreuzt an die Schultern klopfen.

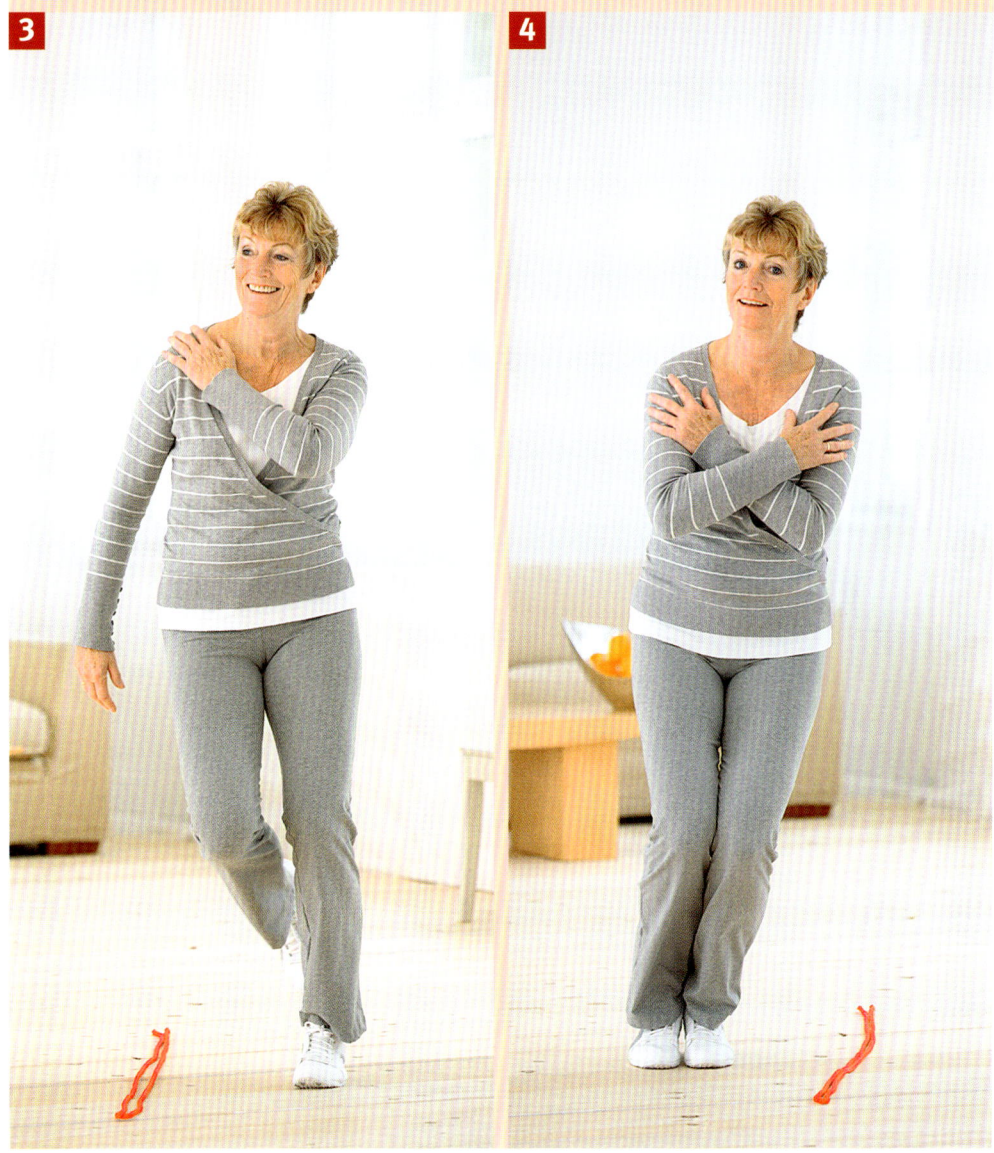

Liniensprünge, Variation 12

1 Beidbeiniger Absprung links von der Linie, die Hände sind gekreuzt und berühren die Schultern.

2 Überspringen der Linie und Landung auf dem rechten Bein, während die linke Hand einmal auf die rechte Schulter klopft.

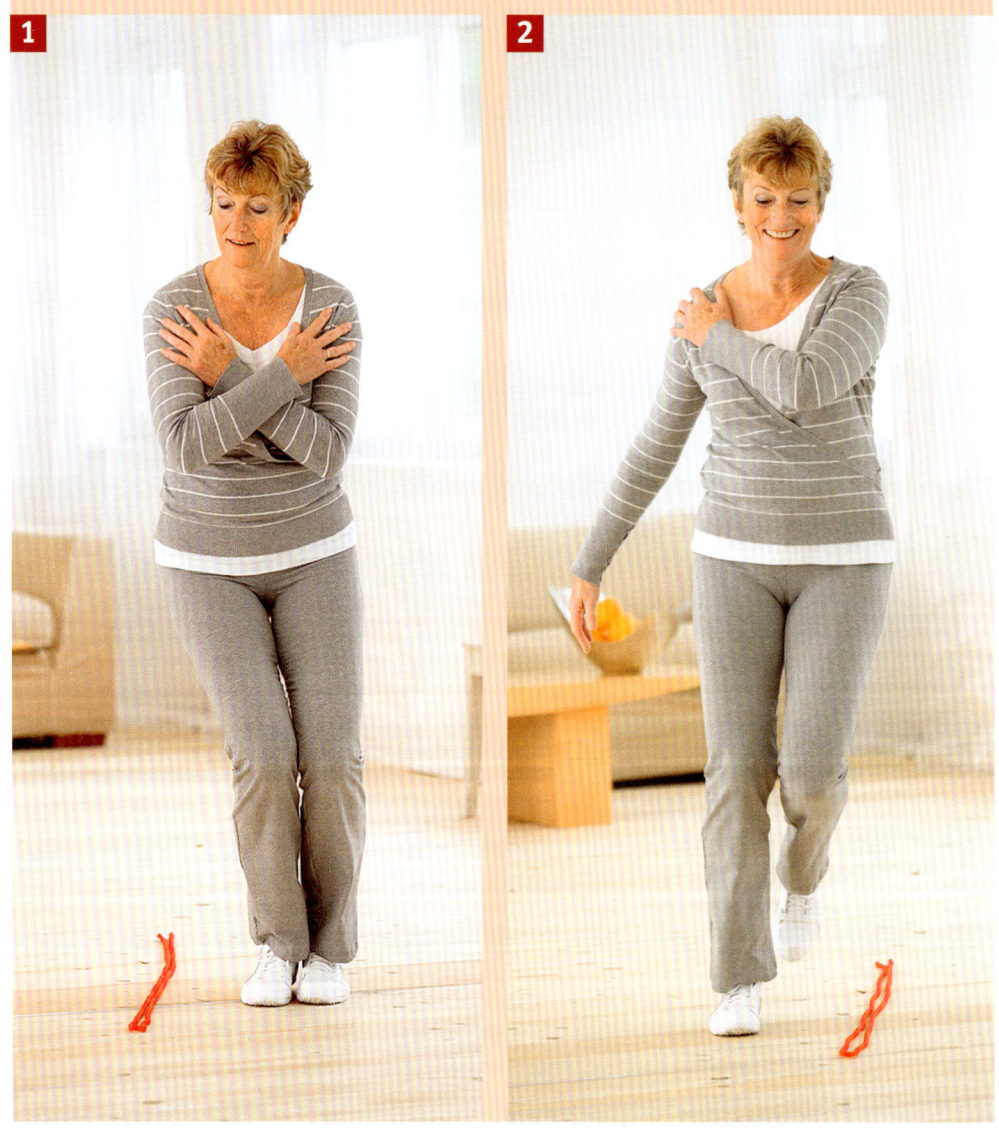

3 Überspringen der Linie und Landung auf dem linken Bein, während die rechte Hand einmal auf die linke Schulter klopft.

4 Überspringen der Linie und Landung auf beiden Beinen, während beide Hände gekreuzt sind und einmal auf die Schultern klopfen.

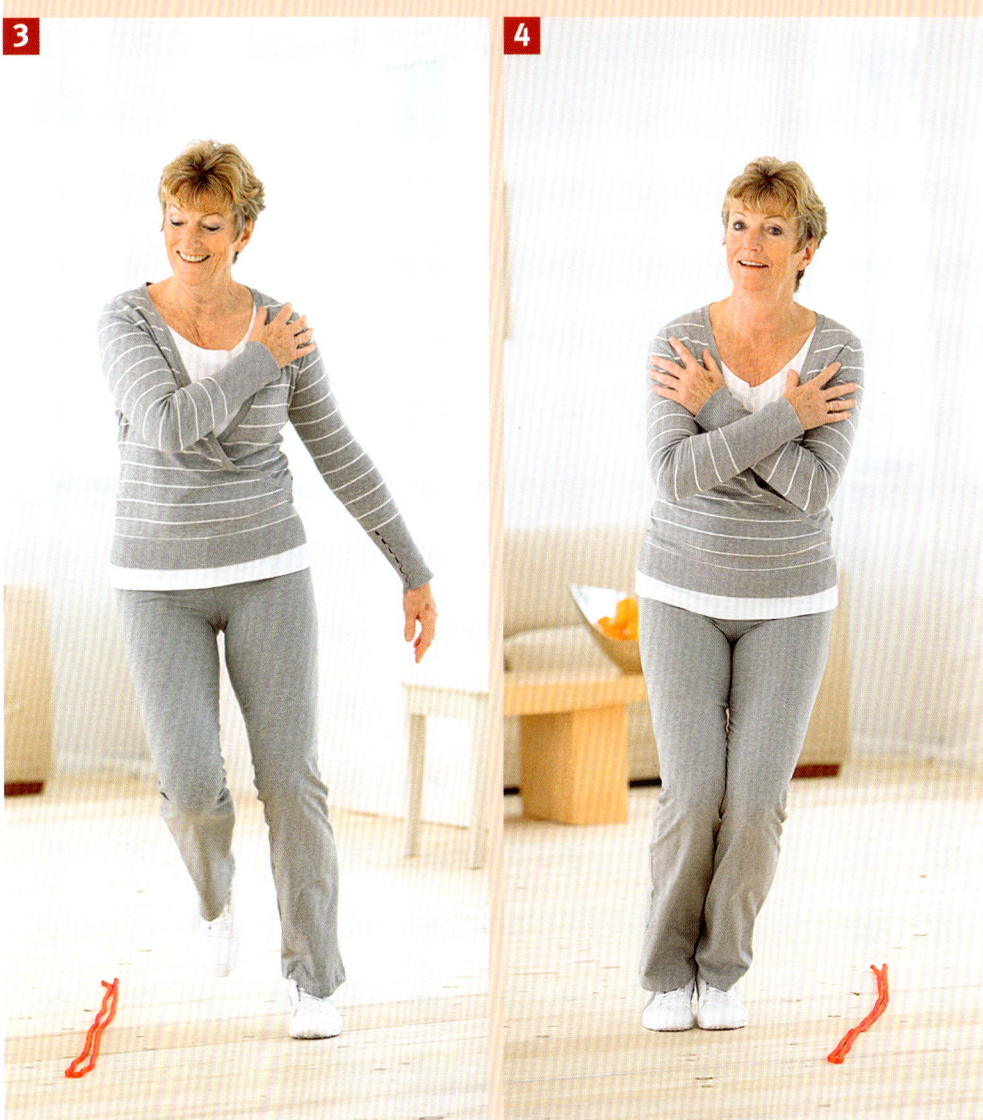

Parallelball

Diese Übung ist das Paradebeispiel dafür, wie methodisch gezielt alle drei Gehirndimensionen (siehe Seite 22 ff.) in eine zu Beginn sehr einfach anmutende Übung eingebaut werden können. Dazu brauchen Sie nur zwei kleine Bälle, die ständig parallel zueinander hochgeworfen und wieder gefangen werden.

Basisübung 1

Nehmen Sie in jede nach oben geöffnete Hand einen Ball. Werfen Sie dann zum Eingewöhnen mehrmals beide Bälle gleichzeitig etwa 10 cm hoch und fangen Sie sie dann wieder. Jetzt halten Sie beide Bälle fest und überkreuzen mehrmals die Unterarme so, dass abwechselnd der rechte und linke Unterarm oben sind.

Parallelball, Basisübung 1

1 In der Ausgangsposition mit geöffneten Händen je einen Jonglierball vor dem Körper halten.

2 Beide Bälle etwa 20 bis 30 cm parallel hochwerfen.

3 Während die Bälle in der Luft sind, überkreuzen sich die Unterarme, sodass der rechte Arm oben ist.

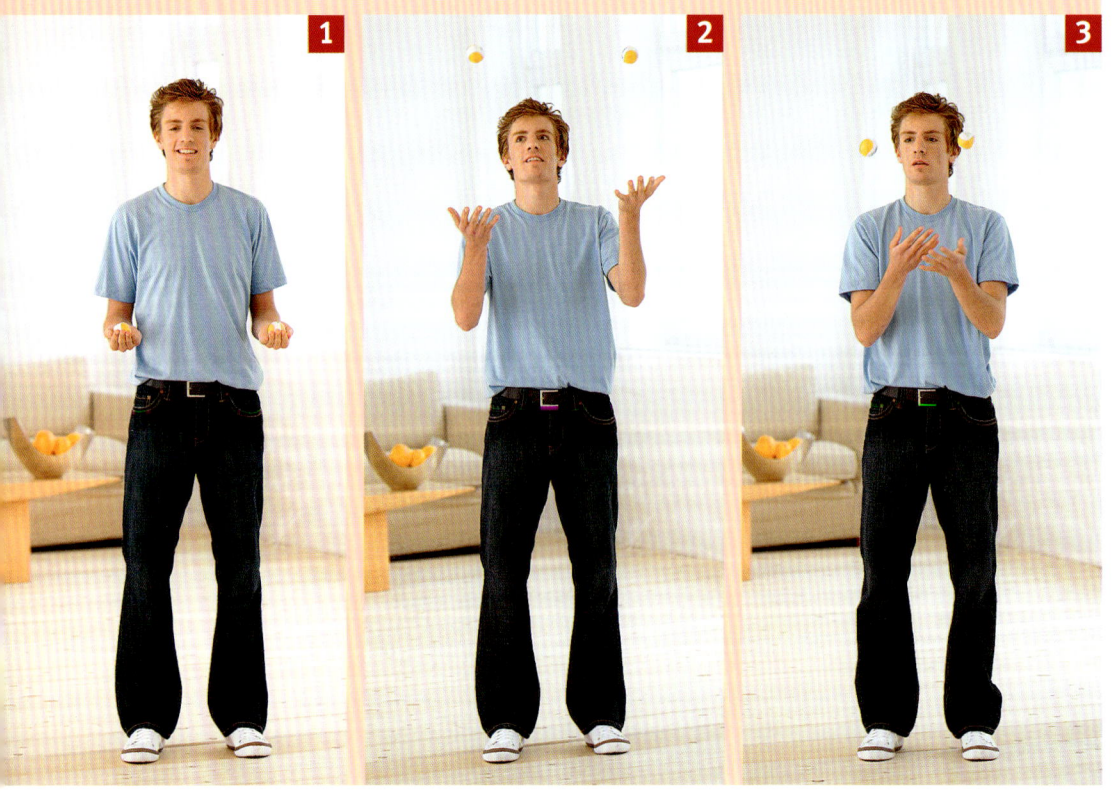

Wir wollen die beiden Vorübungen jetzt zu einer Bewegungskette verbinden.

- Werfen Sie beide Bälle 10 cm hoch, überkreuzen nun die Arme, und fangen die Bälle mit überkreuzten Armen auf.
- Aus dieser Stellung werfen Sie die Bälle wieder hoch, lösen während der Flugphase der Bälle das Überkreuzen auf und fangen die Bälle wieder in der Ausgangsposition.

Sollten Sie gleich bei den ersten Übungen Schwierigkeiten haben, helfen Ihnen folgende Hinweise sicher weiter:

- Oftmals ist es einfacher, diese Übung zuerst aus der überkreuzten Armstellung zu beginnen.
- Besonders geeignet sind Anti-Stress- oder Jonglierbälle, weil diese, wenn sie auf den Boden fallen, nicht wegrollen.

4 Beide Bälle mit überkreuzten Unterarmen fangen.

5 Die Bälle werden wieder aus der Überkreuzstellung parallel 20 bis 30 cm hochgeworfen.

6 Die Unterarme lösen das Kreuzen auf und die Hände fangen die Bälle in Parallelstellung.

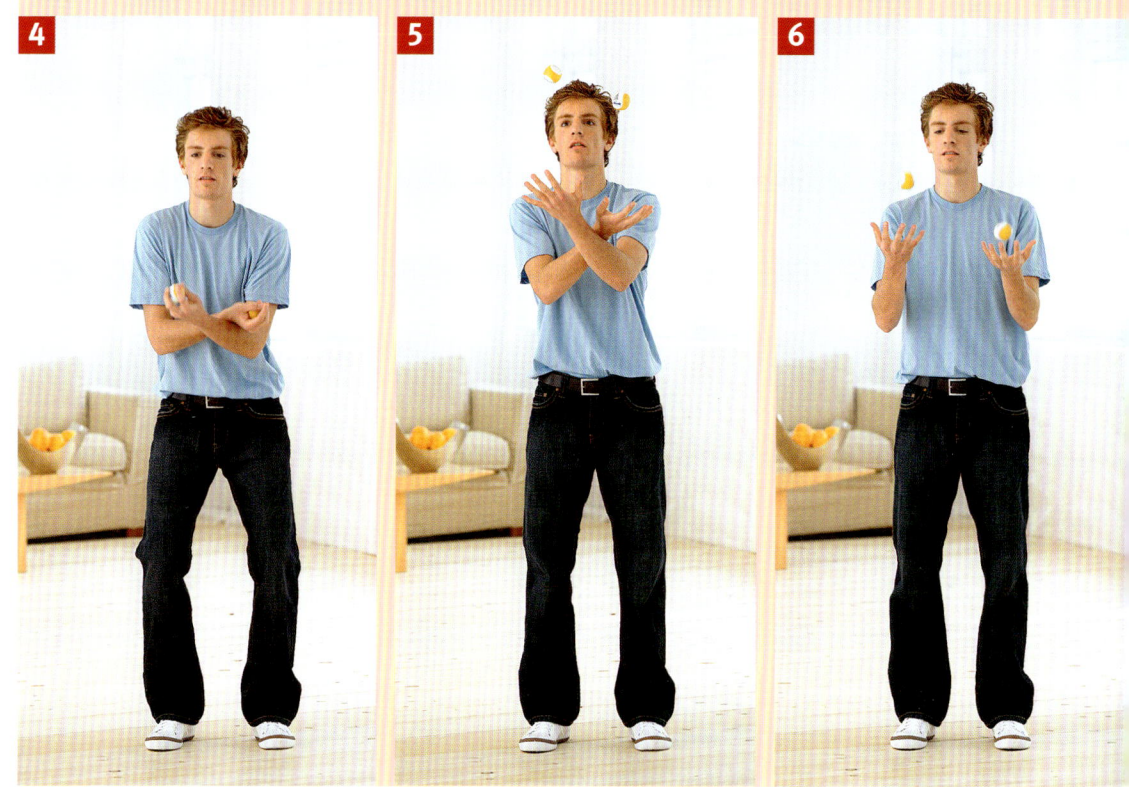

Parallelball, Variation 1

1 Die beiden Bälle werden parallel zueinander hoch geworfen.

2 Die linke Hand kreuzt über die Rechte.

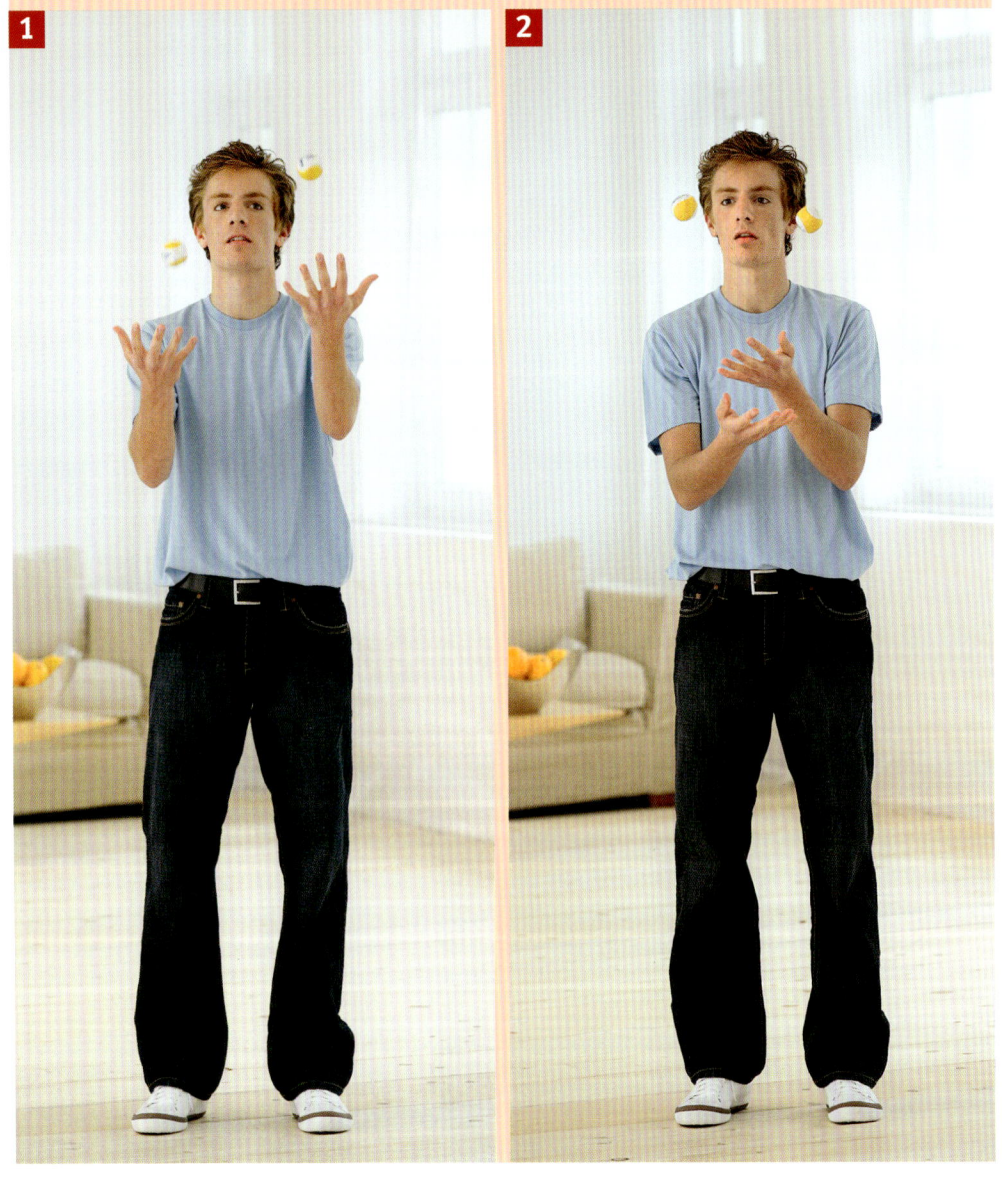

3 Die Bälle werden mit überkreuzten Unterarmen gefangen, allerdings so, dass die linke Hand oben ist.

3

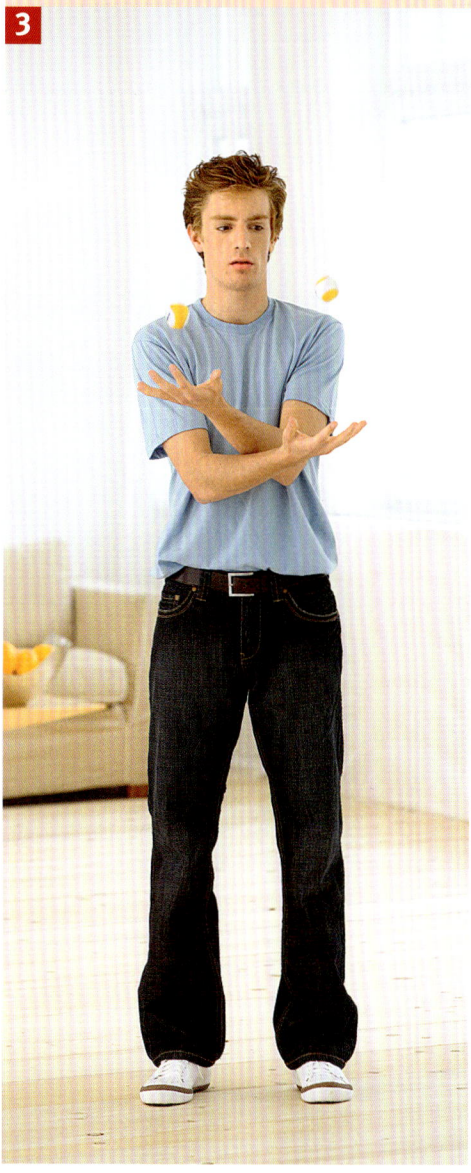

- Sie können alle Basisübungen und deren Variationen auch mit Tüchern (vorzugsweise Jongliertüchern) durchführen. Diese fliegen wesentlich langsamer und können deshalb leichter beherrscht werden. Später können Sie die Fluggeschwindigkeit der Tücher erhöhen, indem Sie sie einige Male verknoten.

- Es kommt sehr häufig vor, dass das Überkreuzen der Hände schon begonnen wird, bevor die Bälle nach oben geworfen werden. Dadurch fliegen die Bälle über Kreuz und sind dann nicht mehr zu kontrollieren. Achten Sie also bitte darauf, die Überkreuzbewegung der Hände erst dann zu beginnen, wenn die Bälle in der Luft sind, sodass die Bälle immer parallel fliegen und sich nie überkreuzen.

- Um das häufige Bücken zu vermeiden, können Sie die Übung über einem Tisch ausführen.

Variation 1

Denken Sie bitte daran, die Übungen nicht so lange auszuführen, bis sie automatisiert sind, um durch viele Einzelreize eine bessere Vernetzung der Gehirnareale zu erreichen. Wenn die Basisübung bei fünf bis sechs von zehn Versuchen gelingt, sollten Sie die Übung nun so ausführen, dass beim Überkreuzen die andere Hand oben ist, weil bisher bestimmt immer nur Ihre »Schokoladenseite« oben war. Aber Sie sind in guter Gesellschaft: Das macht fast jeder so! Bleiben Sie frohen Mutes, selbst wenn eine Seite gut klappt, muss es Ihre andere Seite erst noch lernen.

Variation 2

Halten Sie die Bälle so, dass die beiden Handrücken nach oben zeigen. Führen Sie beide Hände nach oben, lassen Sie die Bälle in der Aufwärtsbewegung los und fangen Sie diese wieder. Wenn das einigermaßen klappt, versuchen Sie die Basisübung mit Wechsel der oben kreuzenden Hand.

Variation 3

Starten Sie mit beiden nach oben geöffneten Händen wie in Basisübung 1 (siehe Seite 64). Sie werfen die Bälle hoch und kreuzen die Unterarme. Jetzt drehen Sie dabei aber die Hände nach unten und fangen so die Bälle mit nach unten geöffneten Händen (die Handrücken zeigen nach oben).

Parallelball, Variation 2

1 Halten Sie in der Ausgangsposition mit nach unten geöffneten Händen je einen Jonglierball.

2 Beide Bälle werden etwa 20 bis 30 cm parallel nach oben gezogen und in der Aufwärtsbewegung losgelassen.

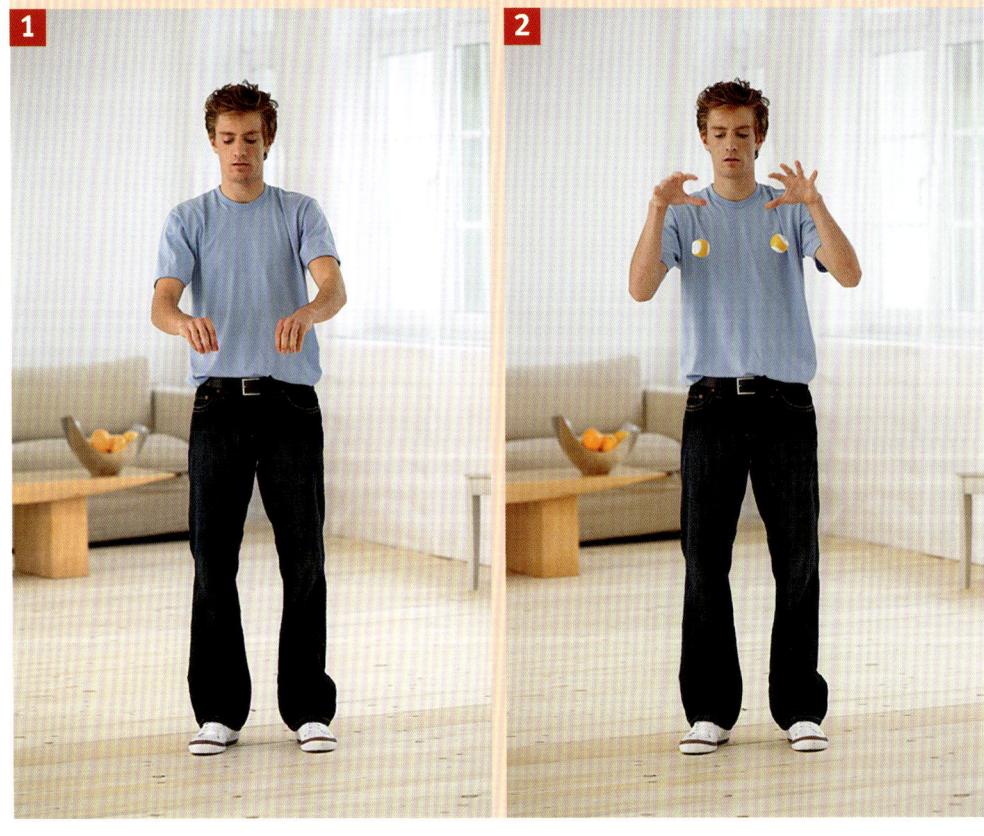

Ziehen Sie dann die Bälle mit den gekreuzten Unterarmen wieder parallel nach oben (wie in Variante 2). Während dieser Aufwärtsbewegung lassen Sie die Bälle los und lösen das Kreuzen der Hände auf. Dabei drehen Sie die Hände wieder nach oben, sodass Sie die Bälle mit nach oben geöffneten Händen fangen können.

Variation 4

Führen Sie die Bewegung ebenso aus wie in Variation 3, allerdings genau umgekehrt. Sie starten also mit nach unten geöffneten Händen, ziehen die Bälle nach oben und lassen sie los. Dann kreuzen Sie die Unterarme während Sie die Hände drehen, um die Bälle mit nach oben geöffneten Händen zu fangen.

3 Noch während die Bälle in der Aufwärtsbewegung sind, überkreuzen sich die Unterarme.

4 Beide Bälle werden mit einer schnellen Bewegung von oben nach unten mit überkreuzten Unterarmen gefangen.

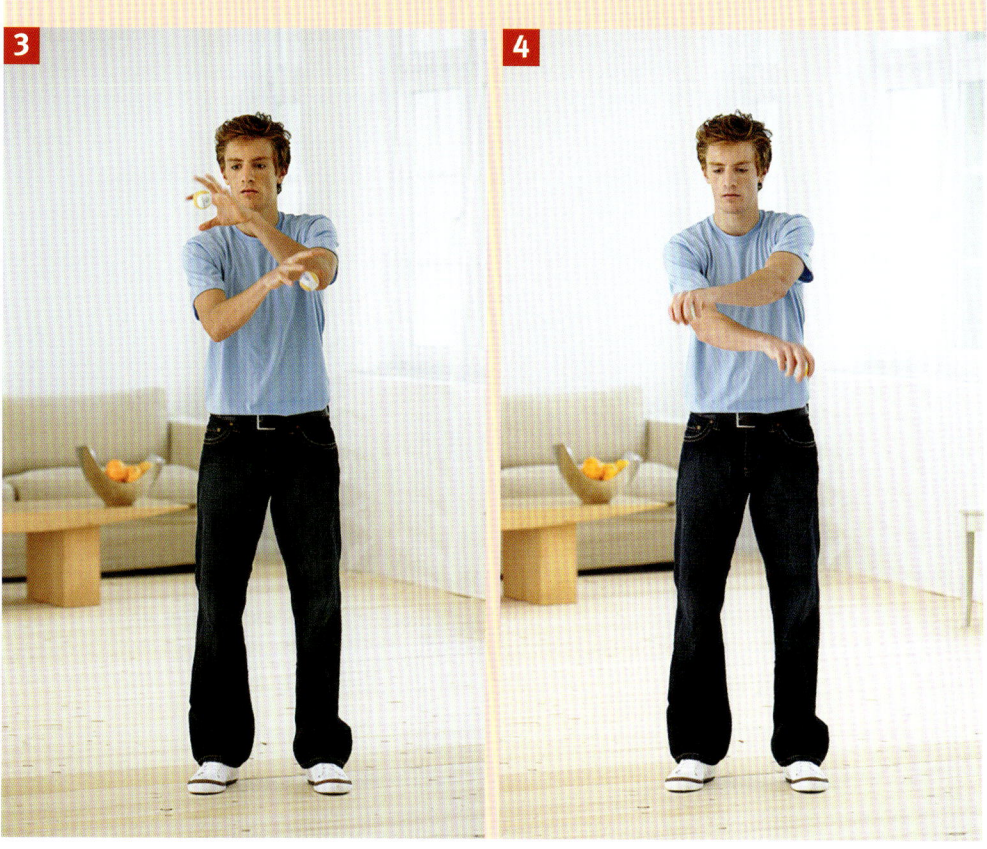

Basisübung 2

Halten Sie die Hände wie bei der Basisübung 1 und kreuzen Sie Ihre Beine.

Wenn Sie jetzt die Bälle hochwerfen, um Sie mit gekreuzten Händen wieder zu fangen, springen Sie kurz hoch und lösen das Überkreuzen der Beine auf.

Bei der Landung befinden sich die Füße in Parallelstellung.

Werfen Sie die Bälle aus der Überkreuzstellung der Arme hoch, springen Sie gleichzeitig ab und landen Sie wieder mit überkreuzten Beinen, während die Hände oben parallel fangen.

Falls Ihnen das Springen schwerfällt, können Sie auch auf einem Bein stehen bleiben und nur das zweite Bein vor oder hinter das Standbein kreuzen. Dann ist die Übung zwar leichter, aber immer noch schwieriger als ohne das Einbeziehen der Beine. Eine weitere Möglichkeit ist das Üben im Sitzen, um die Beine ohne Springen zu kreuzen.

Parallelball, Basisübung 2

1 In der Ausgangsposition mit gekreuzten Beinen halten die nach oben geöffneten Hände je einen Jonglierball.

2 Beide Bälle werden etwa 20 bis 30 cm parallel hochgeworfen, während die Beine vom Boden abspringen.

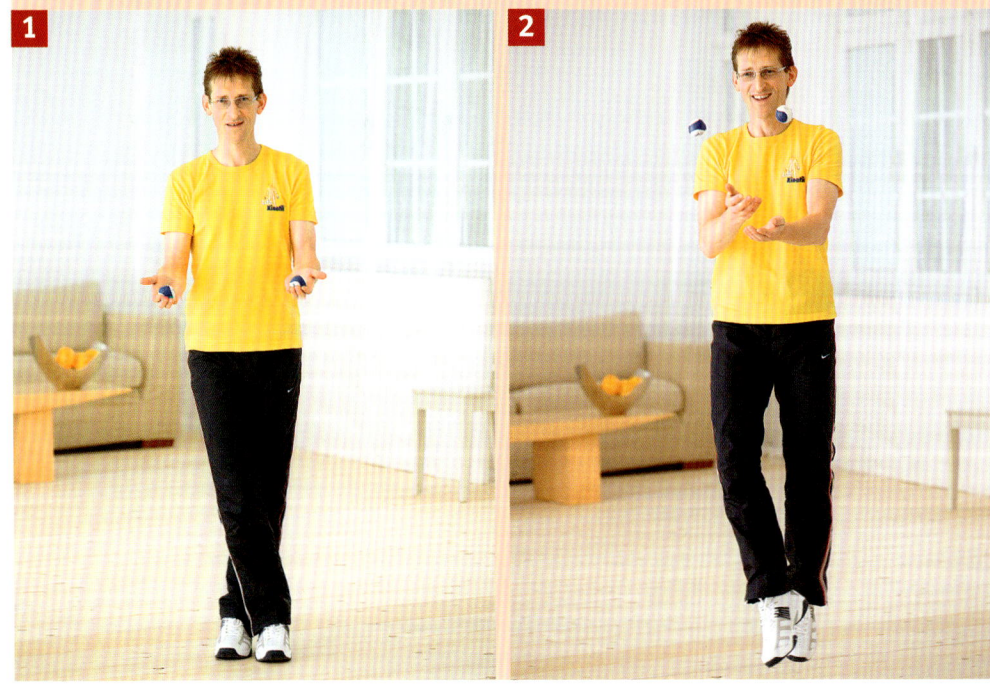

3 Wenn die Bälle in der Luft sind, überkreuzen sich die Unterarme und das Kreuzen der Beine wird aufgelöst.

4 Beide Bälle werden mit überkreuzten Unterarmen gefangen, die Beine landen in Parallelstellung.

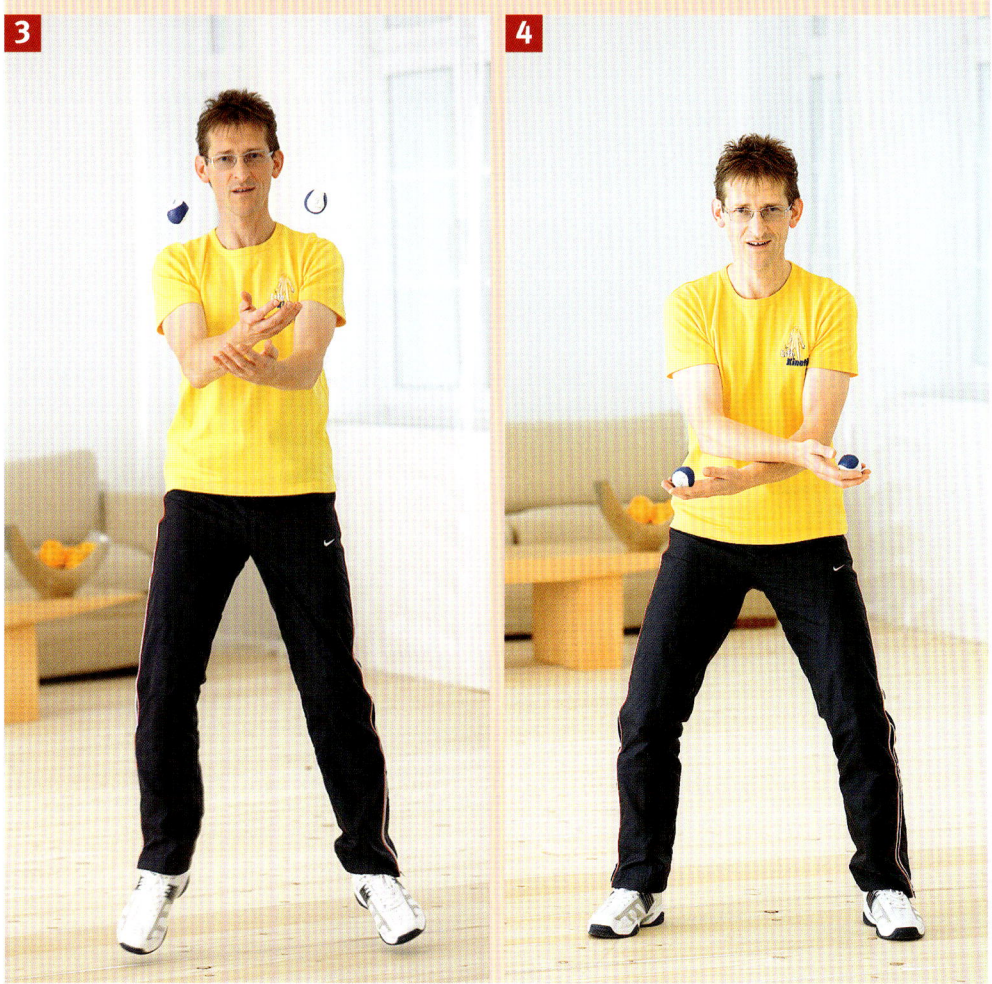

Variation 5

Kreuzen Sie die Beine abwechselnd, sodass einmal das linke und einmal das rechte Bein vorne steht.

Wichtig dabei ist, dass auch beim Kreuzen der Hände ständig gewechselt wird, damit auch hier einmal die linke und einmal die rechte Hand oben ist.

Variation 6

Führen Sie anstatt des Kreuzens der Beine weite Ausfallschritte aus: Sie wechseln mit den Beinen immer zwischen Parallelstellung (wenn die Hände gekreuzt sind) und Ausfallschritt (wenn die Hände parallel sind).

Achten Sie darauf, dass beim Ausfallschritt immer abwechselnd das rechte und das linke Bein vorne steht. Bitte vergessen Sie nicht, auch beim Überkreuzen der Hände zu wechseln, sodass einmal die linke und einmal die rechte Hand oben ist.

Parallelball, Variation 6

1 Der Start erfolgt in Schrittstellung während die nach oben geöffneten Hände je einen Jonglierball halten.

2 Beide Bälle werden etwa 20 bis 30 cm parallel nach oben geworfen, wenn man mit den Beinen vom Boden abspringt.

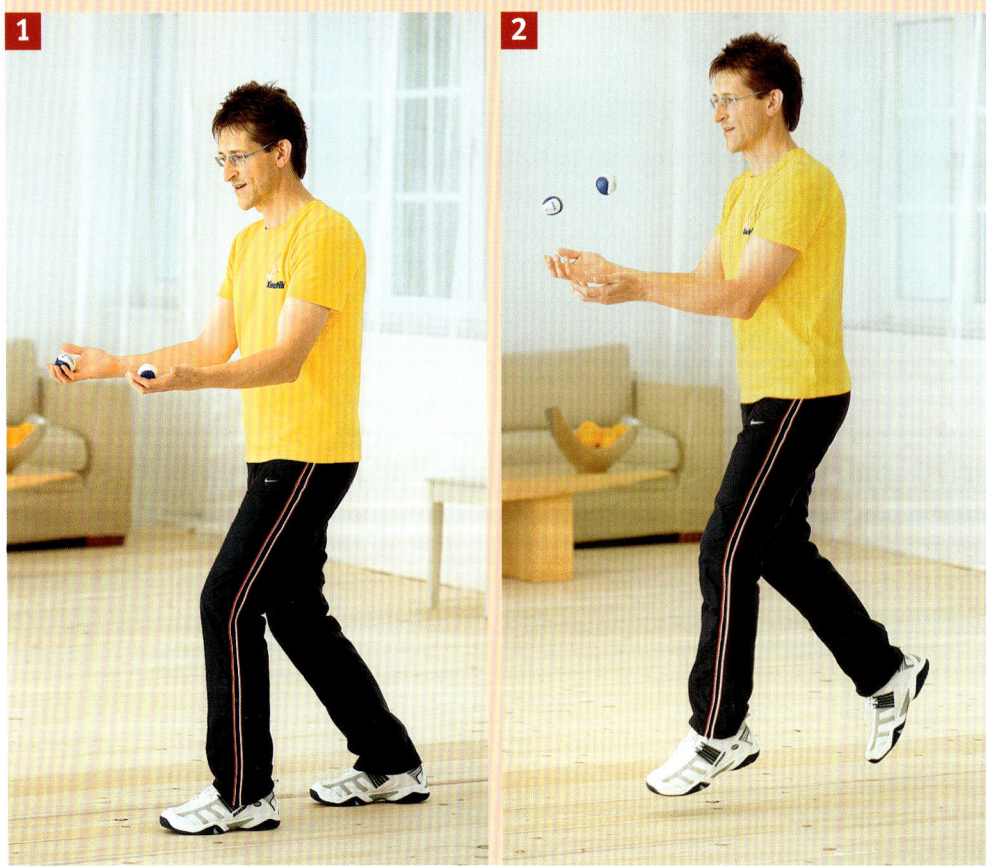

3 Während die Bälle in der Luft sind, überkreuzen sich die Unterarme und die Schrittstellung der Beine wird aufgelöst.

4 Beide Bälle werden mit überkreuzten Unterarmen gefangen, wenn die Beine in Parallelstellung landen.

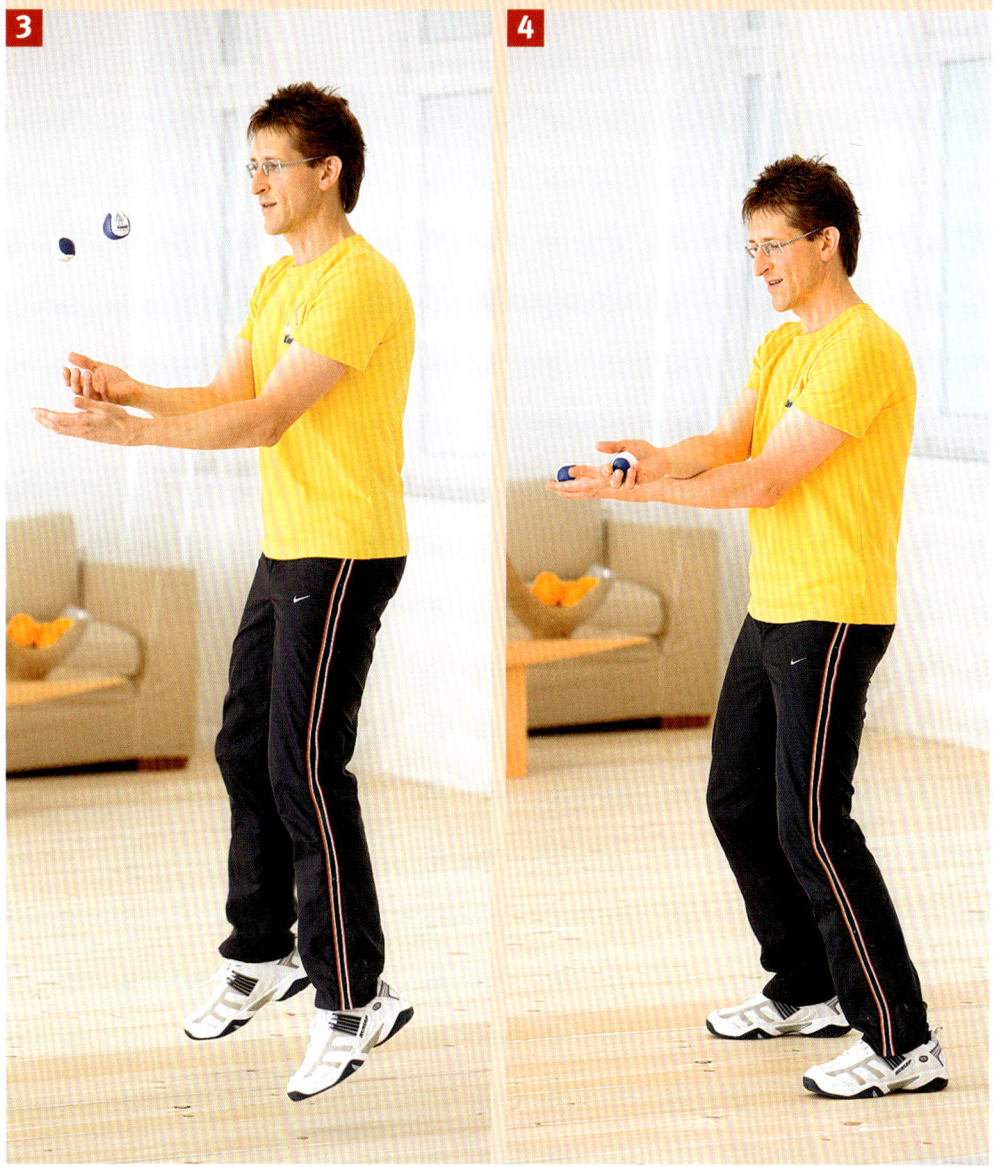

Variation 7

Wechseln Sie mit den Beinen zwischen Überkreuzen und Ausfallschritt in folgender Abfolge: parallel – über Kreuz – parallel – Ausfallschritt – parallel – über Kreuz usw. Beachten Sie: Einmal kreuzt das linke Bein vorne vorbei, dann das rechte, einmal wird beim Ausfallschritt das rechte Bein nach vorne gestellt, einmal das linke.

Variation 8

Bauen Sie die Variationen 1 bis 4 in die Variationen 5 bis 7 ein, sodass ein ständiger Wechsel erfolgt. Kombinieren Sie zum Beispiel die Variation 6, den Wechsel von Ausfallschritt und Parallelstellung, mit der Variation 3, dem Hochwerfen der Bälle mit nach oben geöffneten Händen und Fangen mit nach unten geöffneten Händen.

Parallelball, Variation 7

1 Am Anfang mit gekreuzten Beinen stehen und in den nach oben geöffneten Händen je einen Jonglierball halten.

2 Beide Bälle werden parallel hochgeworfen, während man mit den Beinen vom Boden abspringt und das Kreuzen auflöst.

3 Beide Bälle mit überkreuzten Unterarmen fangen, während die Beine in Parallelstellung landen.

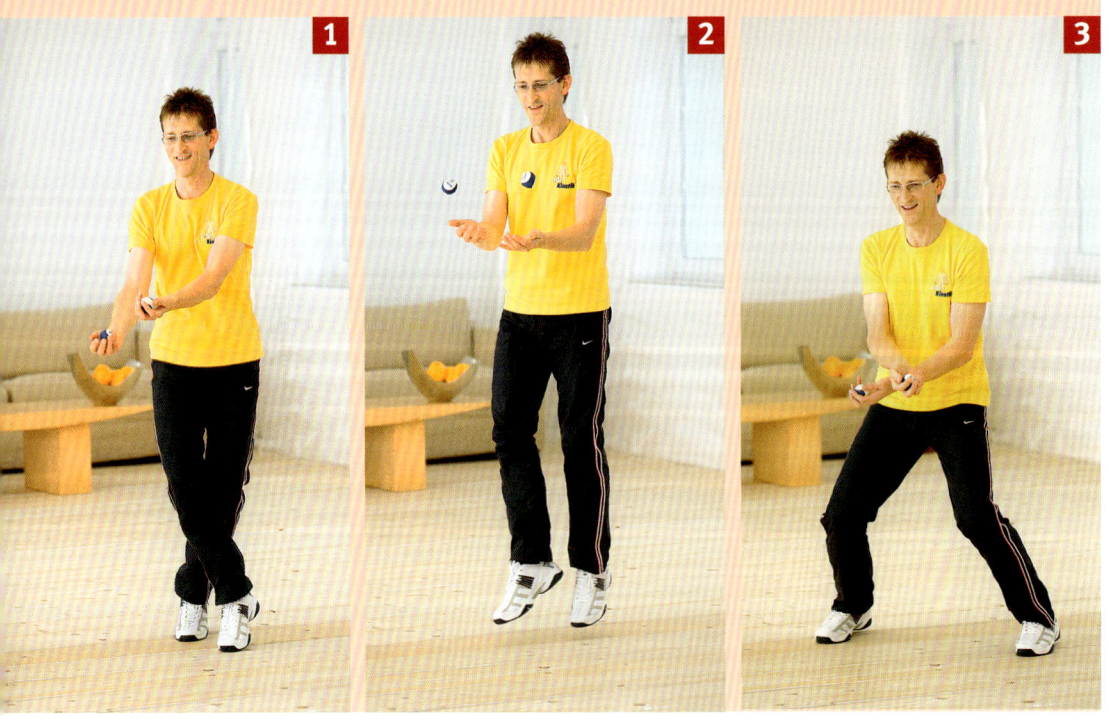

Variation 9

Falls Ihnen die Übung »Parallelball« zu langweilig werden sollte, können Sie dazu übergehen, verschiedene Aktionen mit Zahlen oder
Buchstaben zu zählen: z. B. die Anzahl der
Kreuzbewegungen der Hände oder der Beine
oder der Ausfallschritte. Natürlich können
Sie auch zwei Bewegungen zählen: Anzahl
der Sprünge und Anzahl der Ausfallschritte.

Variation 10

Weisen Sie den Übungen Bezeichnungen zu.
Führen Sie diese dann nach Ansage von der
CD (Track 2 bis 22) oder einem Partner aus.
Zum Beispiel so:
Städte = Ausfallschritt, rechtes Bein vorne
Zahlen = Ausfallschritt, linkes Bein vorne
Farben = Kreuzen, rechtes Bein vorne
Richtungen = Kreuzen, linkes Bein vorne

4 Beide Bälle mit gekreuzten Armen parallel hochwerfen und mit den Beinen vom Boden
abspringen.

5 Während die Bälle in der Luft sind, lösen die Unterarme das Kreuzen auf und die Beine bewegen
sich in Schrittstellung.

6 Beide Bälle werden mit parallelen Unterarmen gefangen und man landet in der Schrittstellung.

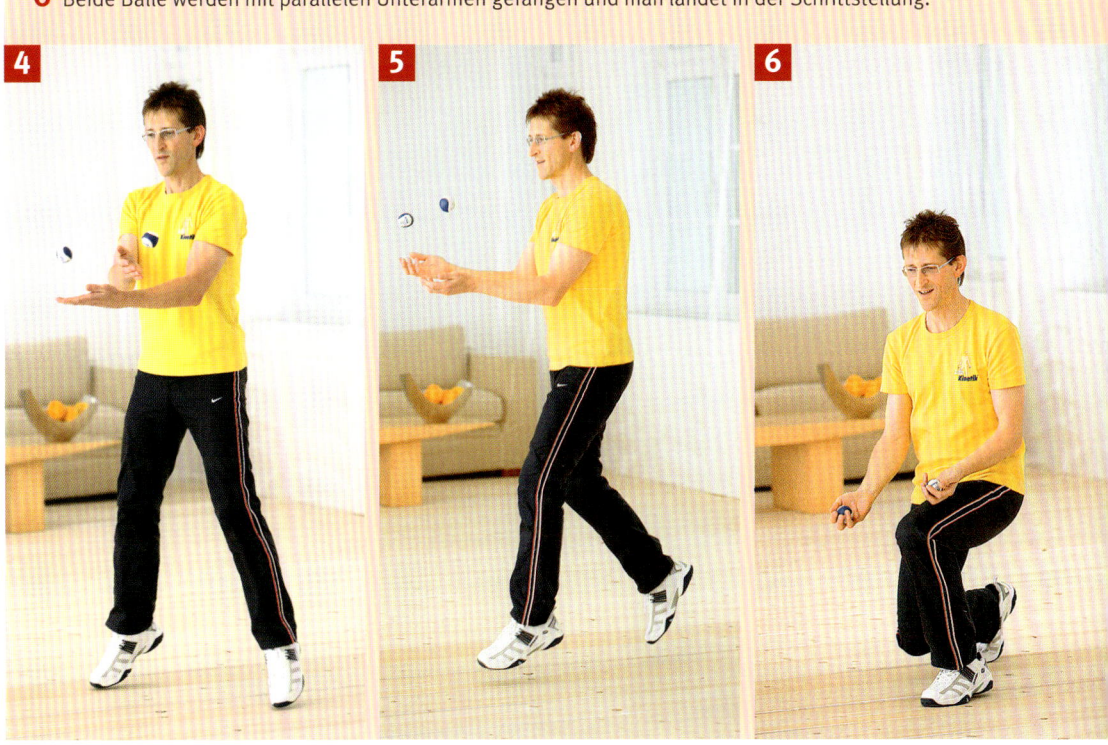

Balltanz

Diese Übung macht zusammen mit einem
Partner besonders viel Spaß. Mit Hilfe der CD
können Sie aber auch alleine trainieren. Wie
beim »Parallelball« wollen wir wieder verschiedene Bewegungsrichtungen und Bewegungsaufgaben miteinander kombinieren.
Da dabei oft lustige, teilweise an hektische
Tanzschritte erinnernde Beinbewegungen zu
sehen sind, habe ich die Übung »Balltanz«
genannt.

Basisübung 1: Training mit Partner

Sie stellen sich mit dem Gesicht zueinander
im Abstand von etwa 5 m auf, wobei einer
von Ihnen einen kleinen Ball in der Hand hält.
Der Partner mit dem Ball sagt »links« oder
»rechts« und wirft seinem Gegenüber den
Ball zu. Dieser fängt mit der angesagten
Hand und stellt gleichzeitig das zugehörige
Bein mit einem kleinen Schritt nach vorne.
Dann stellt er das Bein wieder zurück und
wirft dem Gegenüber den Ball mit Ansage
der Fanghand zu.

Balltanz, Basisübung 2 Single-Training

1 Sie stehen mit geschlossenen Füßen, während die linke Hand den Ball ca. 20 bis 30 cm
nach oben wirft.

2 Der Ball wird mit der linken Hand gefangen, während man das linke Bein einen kleinen Schritt
nach vorne stellt.

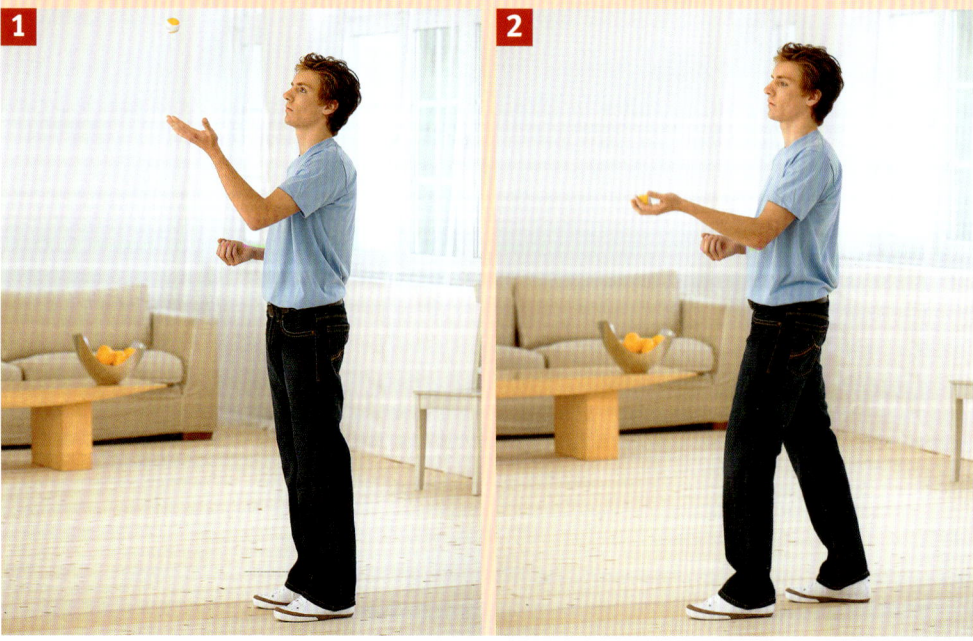

Basisübung 2: Single-Training

Sie nehmen zwei kleine Bälle zur Hand und lassen sich mit Hilfe der CD ansagen, ob Sie den Ball in der linken Hand kurz hochwerfen, wieder fangen und gleichzeitig das linke Bein einen halben Schritt vorstellen (Ansage »links«) oder ob Sie das Gleiche mit rechts durchführen (Track 2). Die Variationen sind für das Partner- und Single-Training geeignet. Die Track-Angaben beziehen sich immer auf die Ansage für das Single-Training.

Variation 1

Beim Fangen wird gleichzeitig das gegen-überliegende Bein einen kleinen Schritt nach vorne bewegt (Track 2).

Variation 2

Wie Variation 1, aber die Ansage gilt jetzt für das Bein. Das bedeutet, dass Sie bei der Ansage »links« das linke Bein einen kleinen Schritt nach vorne setzen und mit der rechten Hand fangen (Track 2).

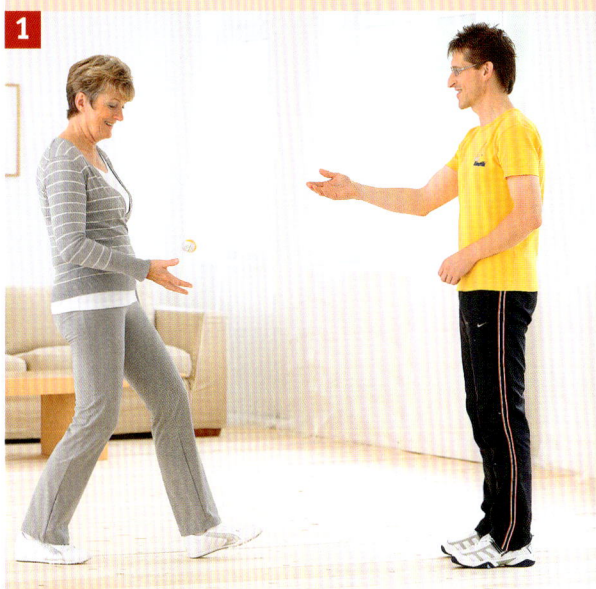

Balltanz, Variation 1 mit Partner

1 Die rechte Hand fängt den Ball und das linke Bein wird nach vorne gestellt.

- 2 heißt, die linke Hand fängt und das rechte Bein wird nach vorne geführt (Track 3).

Variation 3

Weisen Sie jetzt bitte der linken und rechten Hand die Zahlen 1 und 2 zu. Nach Ansage einer der beiden Zahlen muss nun die ent-sprechende Hand fangen und das gegenglei-che Bein nach vorne gestellt werden.

Beispiel
- 1 bedeutet, die rechte Hand fängt und das linke Bein bewegt sich nach vorne.

Variation 4

Nun kommen die Zahlen 3 und 4 mit ins Spiel. Weisen Sie diese ebenfalls einer Hand zu, aber beim Fangen muss nun das seitenglei-che Bein vorgestellt werden.
- 3 bedeutet, dass die linke Hand fängt und das linke Bein nach vorne gestellt wird.
- 4 heißt, dass die rechte Hand fängt und das rechte Bein nach vorne gestellt wird (Track 4).

Balltanz, Variation 1 Single-Training

1 Die linke Hand fängt den Ball, während man das rechte Bein nach vorne stellt.

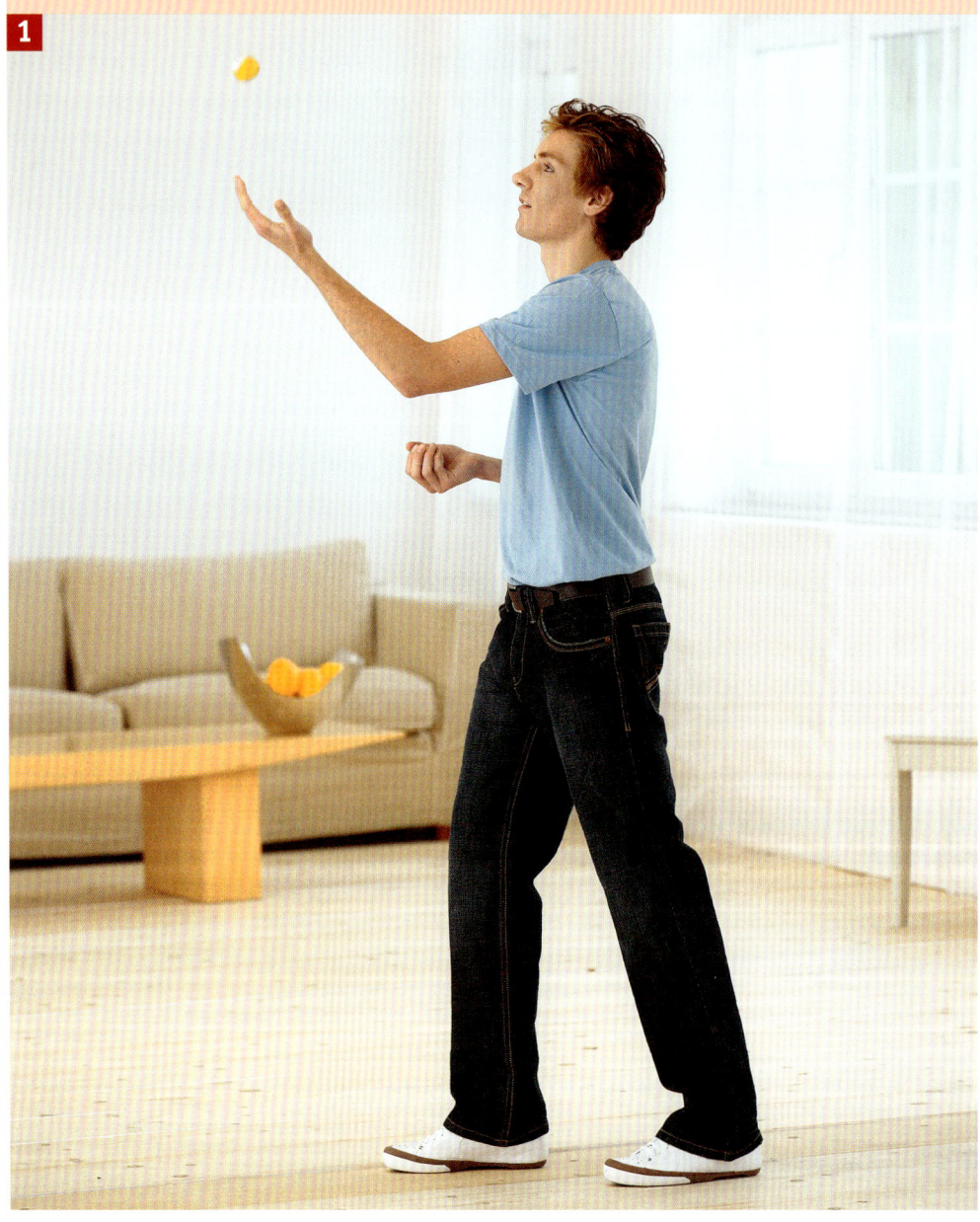

Variation 5

Ordnen Sie die Zahlen 5 bis 8 den Bewegungen der Variationen 3 und 4 zu, wobei das Bein zurückgestellt wird (Track 5).

Beispiel

- 5 = rechte Hand fängt und linkes Bein nach hinten.
- 6 = linke Hand fängt und rechtes Bein nach hinten.
- 7 = linke Hand fängt und linkes Bein nach hinten.
- 8 = rechte Hand fängt und rechtes Bein nach hinten.

Variation 6

Üben Sie nun alle acht Varianten der Übungen 3, 4 und 5 gemischt (Track 6).

Beispiel

- 1 = rechte Hand fängt und linkes Bein nach vorne.
- 2 = linke Hand fängt und rechtes Bein nach vorne.
- 3 = linke Hand fängt und linkes Bein nach vorne.
- 4 = rechte Hand fängt und rechtes Bein nach vorne.
- 5 = rechte Hand fängt und linkes Bein nach hinten.
- 6 = linke Hand fängt und rechtes Bein nach hinten.
- 7 = linke Hand fängt und linkes Bein nach hinten.
- 8 = rechte Hand fängt und rechtes Bein nach hinten.

Variation 7

Sollte Ihnen Variation 6 zu leicht erscheinen, dann können Sie noch die Zahlen 9 bis 12 mit den gleichen Übungen aus den Variationen 3 und 4 benennen, allerdings geht das Bein einen kleinen Schritt zur Seite (Track 7).

Beispiel

- 9 = rechte Hand fängt und linkes Bein zur Seite.
- 10 = linke Hand fängt und rechtes Bein zur Seite.
- 11 = linke Hand fängt und linkes Bein zur Seite.
- 12 = rechte Hand fängt und rechtes Bein zur Seite.

Variation 8

Weisen Sie der linken und rechten Hand Buchstaben zu. Beispielsweise bedeuten alle Selbst- und Umlaute (a, e, i, o, u, ä, ö, ü) sowie au, ei und eu, dass die linke Hand fängt. Alle anderen Buchstaben lassen die rechte Hand fangen. Zusätzlich sollten Sie noch entscheiden, ob das gleiche oder das gegengleiche Bein nach vorne, hinten oder zur Seite gestellt werden soll. So können Sie diese Übung immer weiter variieren (Track 23).

Beispiel

- Selbstlaute (Vokale) = linke Hand fängt und rechtes Bein nach vorne.
- Mitlaute (Konsonanten) = rechte Hand fängt und linkes Bein nach vorne.

Variation 9

Führen Sie die Variation 8 so aus, dass Sie während des Fangens mit dem angesagten Buchstaben ein Wort bilden. Sie können den Schwierigkeitsgrad dadurch steigern, dass Sie das Fachgebiet, aus dem das Wort stammen darf, spezifizieren (z. B. Städte oder Tiere) (Track 23).

Beispiel

(Zuweisung wie bei Übung 8)
Ansage »i« bedeutet, die linke Hand fängt, das rechte Bein wird nach vorne gestellt und der Übende sagt laut »Ipswich« oder »Igel« oder ...

Variation 10

Sie können die Variation 9 auch so durchführen, dass der letzte Buchstabe des zuletzt genannten Wortes gleichzeitig die Ansage für die nächste Bewegungsausführung und Wortbildung ist. Auf diese Weise können Sie mit etwas Disziplin auch ein Single-Training ohne CD-Ansage durchführen.
Achten Sie aber darauf, dass der nächste Wurf sehr rasch nach der Wortansage folgen muss, damit die Zeitspanne zum Überlegen nicht zu lange ist.

Beispiel

Auf Ansage »Igel« muss beim nächsten Wurf der Übende aufgrund des letzten Buchstabens (»l« = Mitlaut) mit der rechten Hand fangen, das linke Bein vorsetzen und ein Wort mit »L« bilden, also beispielsweise »Liebling«.

Tuchwirbel

Bei dieser Übung geht es darum, dass eine Körperseite mit einem Tuch eine kontinuierliche Bewegung durchführt und die andere Körperseite eine plötzliche Herausforderung erledigen muss. Wichtig ist, dass dabei die kontinuierliche Bewegung nicht verändert oder gar unterbrochen wird. Da das Tuch immer mit einer Hand bewegt wird, ist es notwendig, als andere Körperseite entweder die andere Hand oder die untere Körperhälfte einzusetzen, also die Beine. Eine plötzliche Herausforderung kann man sich leider nicht selbst stellen, weshalb diese entweder durch den Partner, ein Gruppenmitglied oder über die CD angesagt werden muss. Wenn die kontinuierliche Bewegung zu anstrengend wird, wechseln Sie selbstständig die Hand.

Basisübung

Nehmen Sie ein Tuch in eine Hand und wählen Sie aus der nebenstehenden Auflistung eine Bewegung, die Sie mit dem Arm der Tuch-Führungshand durchführen. In der anderen Hand halten Sie einen Ball, der gut springt (Gymnastik-, Volley-, Basketball o. Ä.). Wenn die Ansage »jetzt« erfolgt, werfen Sie den Ball kurz hoch und fangen ihn wieder. Achten Sie bitte darauf, dass Sie die Bewegung mit dem Tuch ohne Veränderung weiterhin ausführen. Die Tuchbewegung darf also weder beschleunigt, abgebremst, angehalten oder gar umgekehrt werden. Beobachten Sie sich genau, um gegebenenfalls die Bewegung anpassen zu können (Track 24).

Tuchwirbel, Basisübung

1 Die linke Hand kreist ständig ein Tuch, die rechte Hand wirft auf Kommando einen Gymnastikball nach oben und fängt ihn wieder.

2 Die linke Hand schwingt ständig ein Tuch hin und her, die rechte Hand wirft nach Ansage einen Gymnastikball nach oben und fängt ihn wieder.

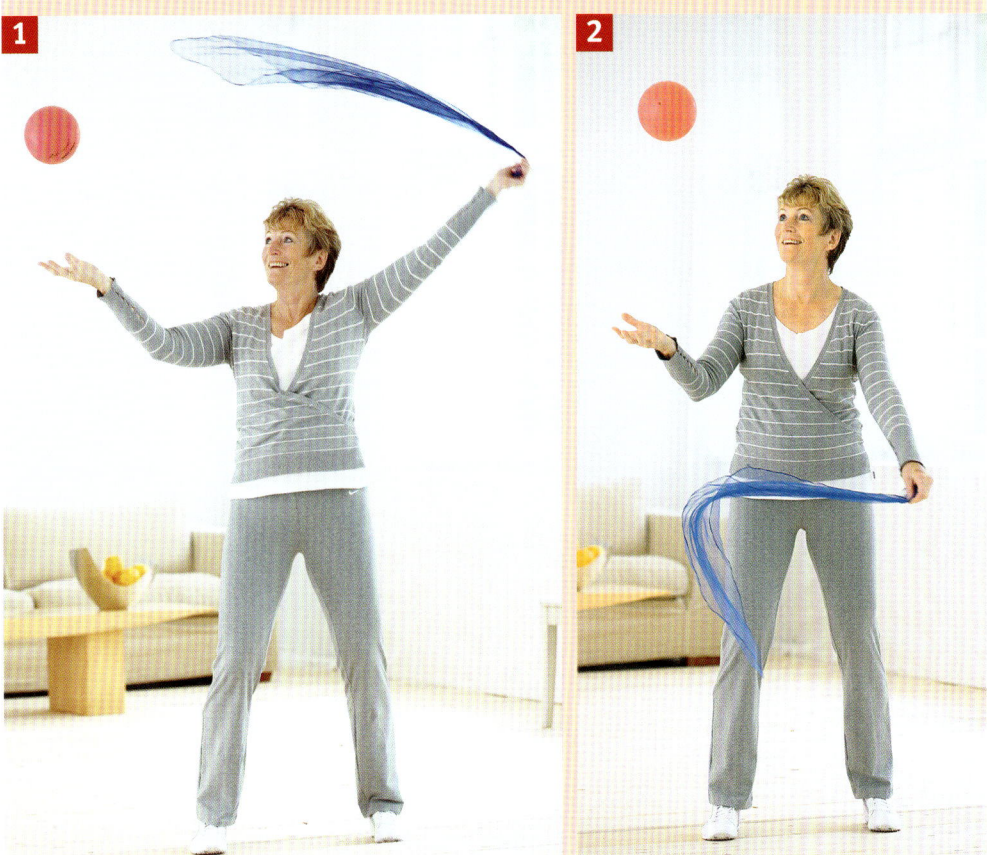

Armbewegungen mit Tuch

- Seitlich rück- oder vorwärtskreisen
- Vor dem Körper kreisen
- Über dem Kopf kreisen
- Vor dem Körper nach oben oder unten schwingen

- Seitlich nach oben oder unten schwingen
- Vor- und zurückschwingen
- Über dem Kopf vor- und zurückschwingen
- Vor dem Körper quer schwingen
- Vor dem Körper diagonal schwingen

Variation 1

Beim Kommando prellen Sie den Ball auf den Boden und fangen ihn wieder (Track 24).

Variation 2

Beim Kommando werfen Sie den Ball an eine Wand und fangen ihn wieder (Track 24).

Variation 3

Ordnen Sie dem Werfen und Prellen Kommandos zu, die entweder von einem Partner oder von der CD angesagt werden. Diese bestimmen, welche Aktion durchzuführen ist. Wechseln nicht vergessen!

Beispiel 1

Gerade Zahlen bedeuten Werfen, ungerade Zahlen sagen Prellen an (Track 7).

Beispiel 2

Selbst- und Umlaute (a, e, i, o, u, ä, ö, ü) sowie eu, ei und au bedeuten Werfen, alle anderen Buchstaben kündigen Prellen an (Track 23).

Tuchwirbel, Variation 1

1 Die rechte Hand kreist ständig ein Tuch, die linke Hand prellt auf Kommando einmal einen Gymnastikball auf den Boden und fängt ihn anschließend wieder.

Tuchwirbel, Variation 2

2 Die linke Hand schwingt ein Tuch vor und zurück, die rechte Hand wirft nach der Ansage einen Gymnastikball an die Wand und fängt ihn wieder.

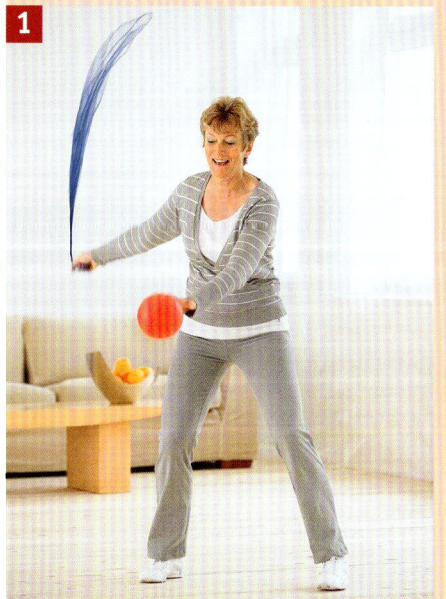
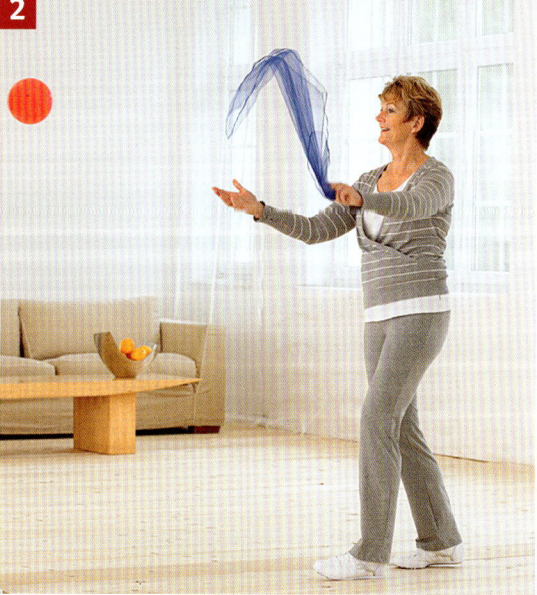

Tuchwirbel, Variation 4

3 Zwei Personen kreisen kontinuierlich je ein Tuch und werfen sich mit der anderen Hand einen Ball zu.

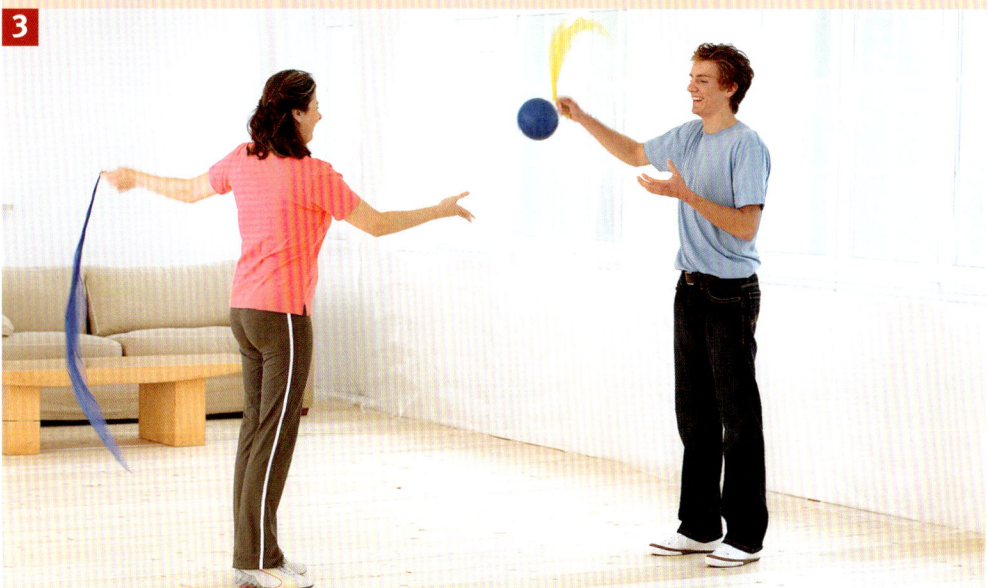

Beispiel 3

Europäische Städte signalisieren Werfen, alle anderen Städte zeigen Prellen an (Track 13).

Variation 4

Beim Partnertraining werfen oder prellen Sie sich einen Ball zu, ohne die kontinuierliche Bewegung mit dem Tuch zu verändern. Das Prellen oder Werfen ist dann das Kommando.

Variation 5

Mit einem Partner können Sie aber auch ausmachen, dass einer Kommandos gibt und der andere entsprechend den Kommandos (siehe Variation 3) handeln muss.

Beispiel

● Zahl = Ball hochwerfen, Fuß nach vorne
● Farbe = Ball prellen, Fuß nach hinten

Variation 6

Während des Werfens oder Prellens bei den Variationen 1 bis 5 stellen Sie zeitgleich jeweils den gegengleichen Fuß einen kleinen Schritt nach vorne, hinten oder zur Seite.

Bewegungsaufgaben

Gemeint sind Übungen, die ein sehr geringes Bewegungsausmaß haben und deshalb fast überall integrierbar sind. Dennoch stellen diese geringen Bewegungsausschläge unser Gehirn vor völlig neue Aufgaben, die es bewältigen muss.

Führen Sie diese Bewegungsaufgaben in Verbindung mit passenden Ausdauersportarten durch wie zum Beispiel Joggen, Walken oder Laufen auf dem Laufband (siehe auch ab Seite 34). Denken Sie daran, eine Pulsfrequenz von ca. 100 Schlägen pro Minute ermöglicht optimale Ergebnisse beim Gehirntraining.

Fingerspiele

Diese Übung können Sie bei allen Sportarten durchführen, bei denen die Hände nicht ständig greifen müssen. Das bedeutet, dass viele Varianten nahezu immer einsetzbar sind. Selbst bei Sportarten wie Rudern oder Nordic Walking können zwischendurch einzelne Finger durchaus bewegt werden. Als Besonderheit gilt es zu beachten, dass es anatomisch bedingt sehr schwer ist, den Ringfinger zu strecken ohne den kleinen Finger zu bewegen. Deshalb sollten Sie beim Strecken den Ringfinger nicht benennen. Die folgenden Übungen können auch durch Beugen der Finger durchgeführt werden. Dann sollten Sie, ebenfalls aufgrund der anatomischen Besonderheit, den kleinen Finger nicht benennen. Selbstverständlich können Sie diese Übungen in der Gruppe durchführen, wenn einer die Übung ansagt. Falls Sie alleine trainieren, finden Sie die Anweisungen auf der CD.

Basisübung

Weisen Sie gleichen Fingern beider Hände mit Ausnahme des Ringfingers eine Zahl von 1 bis 4 zu (Beispiel: 1 = Zeigefinger, 2 = Mittelfinger, 3 = kleiner Finger, 4 = Daumen). Halten Sie Ihre Hände wie beim Laufen mit rechtwinklig gebeugten Armen auf Höhe des Bauchnabels vor dem Körper. Beugen Sie Ihre Finger so, dass anschließend alle Finger frei gestreckt werden können, ohne dass der Daumen bewegt werden muss (also keine Faust ballen). Strecken Sie nun kurz die angesagten Finger beider Hände gleichzeitig so schnell wie möglich und bewegen Sie diese dann wieder zurück zur Ausgangsposition. Bei unserem Beispiel werden bei der Ansage »1« beide Zeigefinger gestreckt.

Variation 1

Bewegen Sie die Finger wie bei der Basisübung, aber nacheinander.

Beispiel

Sie bekommen 4 angesagt. Nch unserem Beispiel strecken Sie zuerst den linken Daumen, dann den rechten Daumen. Danach beugen Sie zuerst den linken Daumen und zuletzt den rechten Daumen (Track 4).

Fingerspiele, Ausgangsstellung

1 In der Ausgangsstellung beide Hände wie beim Laufen halten: mit den Handkanten nach unten und halb geöffneten Händen.

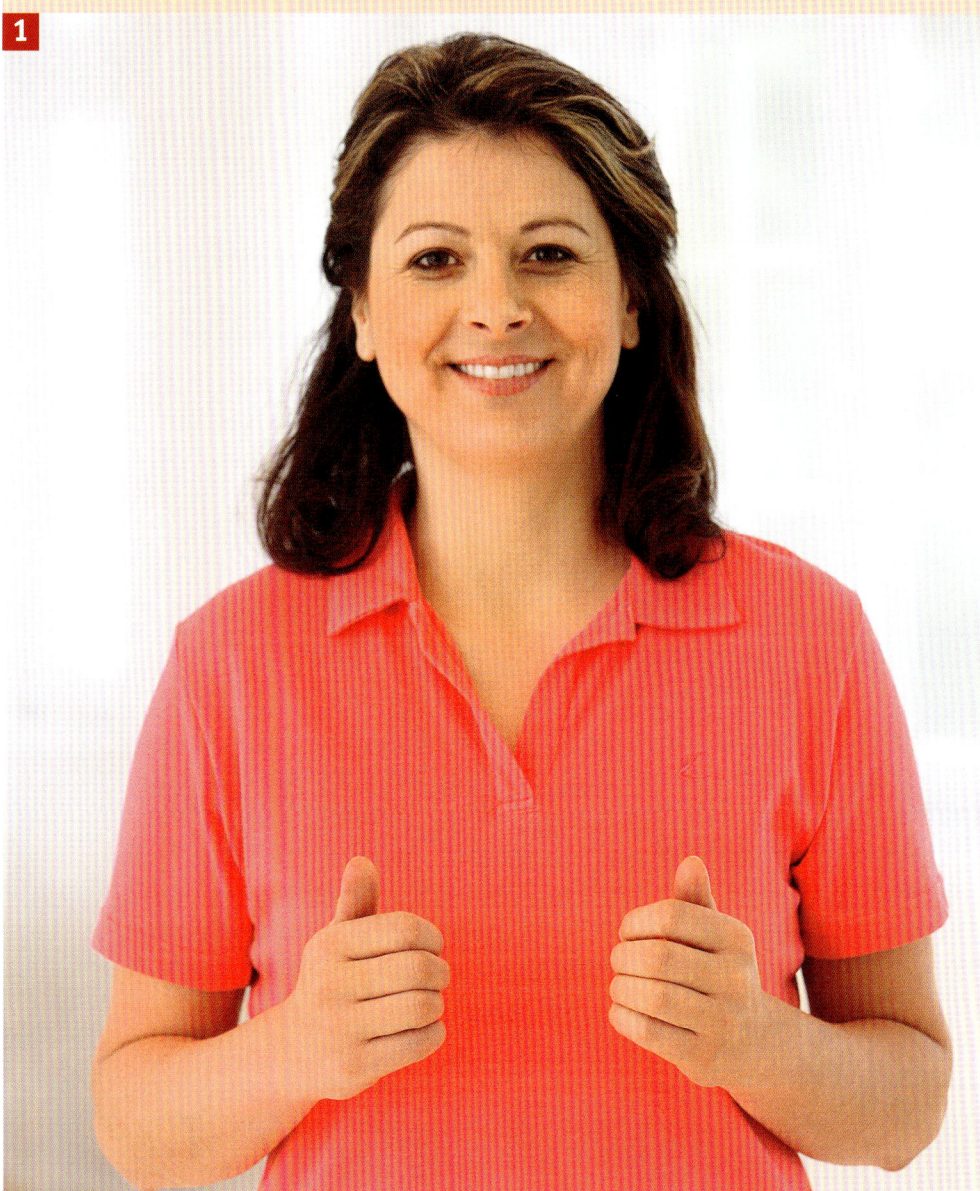

Fingerspiele, Basisübung

1 Gleichzeitiges Strecken der gleichen Finger beider Hände (hier beide Zeigefinger).

Fingerspiele, Variation 2

2 Gleichzeitiges Strecken der gegengleichen Finger beider Hände (hier Daumen rechts und kleiner Finger links).

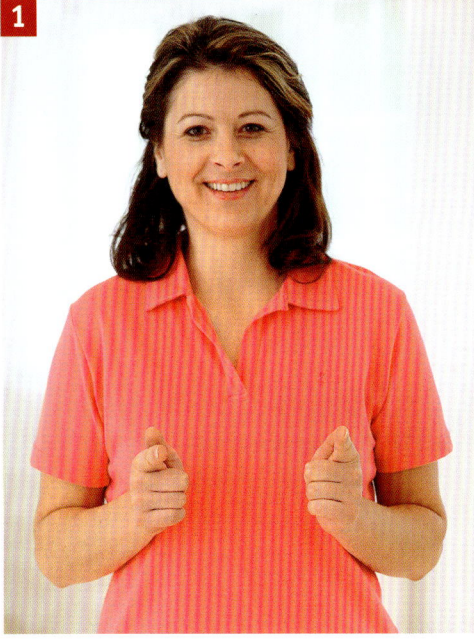

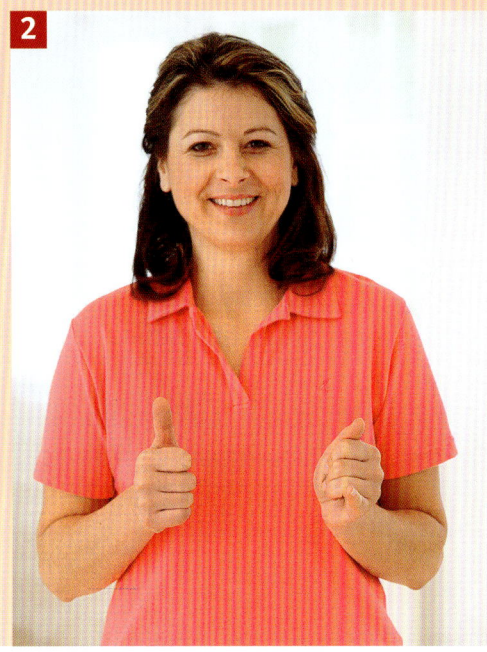

Variation 2

Ordnen Sie die Zahlen 1 bis 4 den Fingern der linken Hand umgekehrt zu den Fingern der rechten Hand zu.

Beispiel
- 1 = Daumen links, kleiner Finger rechts
- 2 = Zeigefinger links, Mittelfinger rechts
- 3 = Mittelfinger links, Zeigefinger rechts
- 4 = kleiner Finger links, Daumen rechts

Bewegen Sie die angesagten Finger gleichzeitig (Track 4).

Variation 3

Wie die Variation 2, allerdings werden die Finger wieder nacheinander bewegt (Track 4).

Beispiel
- 1 = Zuerst den Daumen links, dann den kleinen Finger rechts strecken, den Daumen links beugen und anschließend den kleinen Finger rechts beugen.
- 2 = Zuerst den Zeigefinger links, dann den Mittelfinger rechts beugen, den Zeigefinger links beugen, dann den Mittelfinger rechts beugen.

Variation 4

Üben Sie nacheinander die Variationen 1 bis 3, aber mit Zuweisung der Farben Rot, Blau, Gelb und Grün (Track 8).

Beispiel

- Rot = beide Zeigefinger strecken.
- Blau = beide Daumen strecken.
- Gelb = beide Mittelfinger strecken.
- Grün = beide kleinen Finger strecken.

Variation 5

Wie Variation 4, aber mit Ansage der eben verwendeten Farben und Zahlen gemischt (Track 17).

Beispiel

- 1 oder Rot = beide Zeigefinger gleichzeitig oder nacheinander strecken.
- 2 oder Blau = beide Daumen gleichzeitig oder nacheinander strecken.
- 3 oder Gelb = beide Mittelfinger gleichzeitig oder nacheinander strecken.
- 4 oder Grün = beide kleinen Finger gleichzeitig oder nacheinander strecken.

Variation 6

Wie Variation 4, aber Ansage der Städte Madrid, London, Paris, Berlin (Track 11).

Beispiel

- Madrid = beide Zeigefinger strecken.
- London = beide Daumen strecken.
- Paris = beide Mittelfinger strecken.
- Berlin = beide kleinen Finger strecken.

Variation 7

Wie Variation 4, aber mit Ansage der eben verwendeten Zahlen, Farben und Städte gemischt (Track 19).

Beispiel

- 1 oder Rot oder Madrid = beide Zeigefinger strecken.
- 2 oder Blau oder London = beide Daumen strecken.
- 3 oder Gelb oder Paris = beide Mittelfinger strecken.
- 4 oder Grün oder Berlin = beide kleinen Finger strecken.

Variation 8

Sie können auch noch die Windrichtungen Nord, Ost, Süd und West alleine üben und es dann zusammen mit den Zahlen, Farben und Städten versuchen (Track 14 und 21).

Beispiel 1

- Nord = beide Zeigefinger strecken.
- Ost = beide Daumen strecken.
- Süd = beide Mittelfinger strecken.
- West = beide kleinen Finger strecken.

Beispiel 2

- 1 oder Rot oder Madrid oder Nord = beide Zeigefinger strecken.
- 2 oder Blau oder London oder Ost = beide Daumen strecken.
- 3 oder Gelb oder Paris oder Süd = beide Mittelfinger strecken.
- 4 oder Grün oder Berlin oder West = beide kleinen Finger strecken.

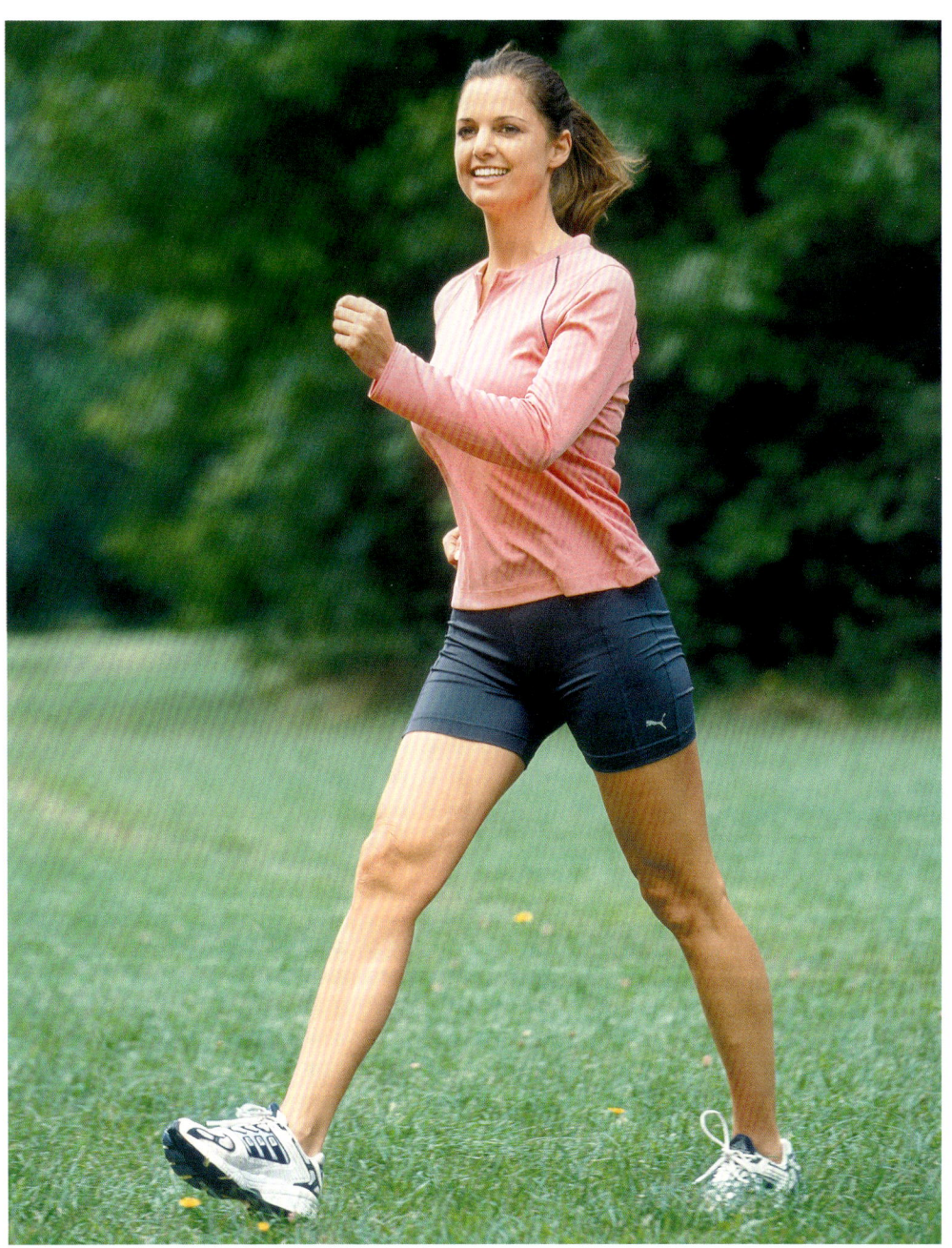

Walking ist für das Training des Gehirns eine ideale Grundsportart. Es lässt viele Zusatzaufgaben zu und schafft für das Gehirn den optimalen Aufnahmezustand.

Variation 9

Ordnen Sie den Fingern die Zahlen 1 bis 8 zu und bewegen Sie nur den angesagten Finger (Track 6).

Beispiel

- 1 = Zeigefinger links.
- 2 = Daumen rechts.
- 3 = Mittelfinger links.
- 4 = kleiner Finger rechts.
- 5 = Daumen links.
- 6 = Zeigefinger rechts.
- 7 = kleiner Finger links.
- 8 = Mittelfinger rechts.

Variation 10

Erhöhen Sie nun Schritt für Schritt den Schwierigkeitsgrad, indem Sie jetzt nacheinander 8 Farben (Track 10), dann 8 Städte (Track 13) und vielleicht sogar noch 8 Himmelsrichtungen (Track 16) zuweisen. Danach können Sie wiederum die Ansagen kombinieren: 8 Zahlen mit 8 Farben (Track 18), 8 Zahlen mit 8 Farben und 8 Städten (Track 20) und zuletzt je 8 Zahlen, Farben, Städte und Himmelsrichtungen (Track 22).

Beispiel

- 1, Rot, Madrid, Nord = Zeigefinger links.
- 2, Blau, London, West = Daumen rechts.
- 3, Gelb, Paris, Süd = Mittelfinger links.
- 4, Grün, Berlin, Ost = kleiner Finger rechts.
- 5, Orange, Moskau, Nordwest = Daumen links.
- 6, Türkis, New York, Nordost = Zeigefinger rechts.
- 7, Lila, Sydney, Südwest = kleiner Finger links.
- 8, Braun, Peking, Südost = Mittelfinger rechts.

Handkompass

Die Fingerbewegungen, die Sie gerade kennengelernt haben, sind zwar vielseitig kombinierbar, aber die Bewegung selbst ist immer eindimensional: beugen und strecken. Anders sieht es bei den Händen aus. Unser Handgelenk erlaubt uns neben dem Beugen und Strecken noch eine weitere Bewegung, die zwar nicht so ausladend ist, aber dennoch den Zweck der Ansteuerung des Gehirns voll erfüllt: eine Kippbewegung in Richtung Daumen oder kleiner Finger. Damit bieten sich viele Möglichkeiten, unser Gehirn zu trainieren. Ein Nachteil: Diese Übung ist nicht für Sportarten geeignet, bei denen die Hände eine spezielle Aufgabe haben, wie etwa beim Nordic Walking. Sie können die Übung »Handkompass« zum Beispiel beim Wandern, Walking und Laufen oder in kurzen Pausen durchführen. Aber Achtung: Setzen Sie sich nicht unnötigen Verletzungsgefahren aus. Üben Sie zum Beispiel nicht, wenn der Boden uneben ist und man schnell stürzen kann.
Für Menschen, die in ihrer Mobilität eingeschränkt sind, kann diese Bewegungsübung ebenso wie »Fingerspiele« von Seite 84 ff. auch ohne eine weitere sportliche Tätigkeit eine große Hilfe sein, wenn sie ihre geistige Leistungsfähigkeit verbessern oder zumindest erhalten wollen.

Handkompass, Ausgangsstellung der Basisübung 1

1 Wie beim Laufen beide Hände halb geöffnet halten, die Daumen zeigen jedoch leicht nach oben.

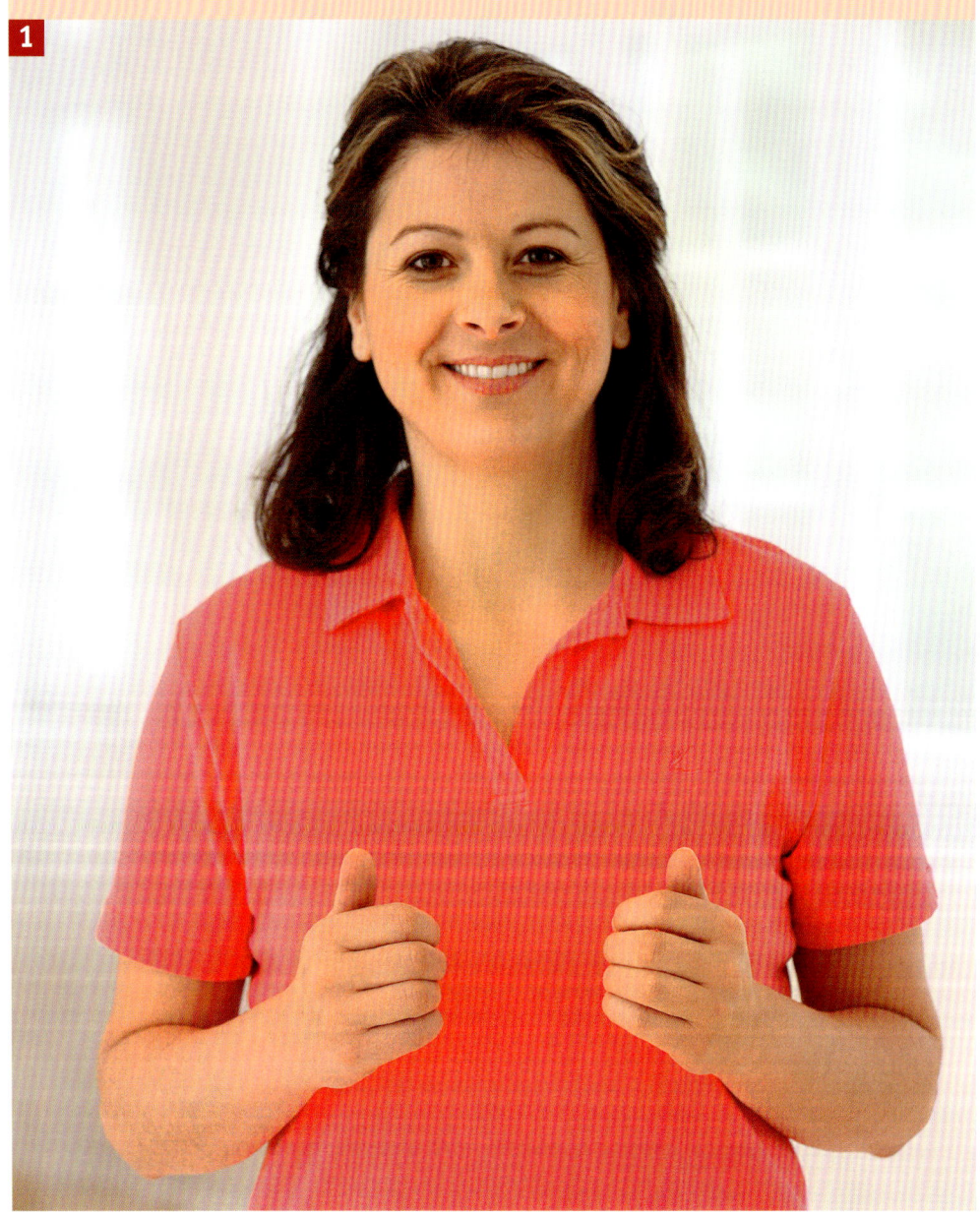

Basisübung 1

Halten Sie die Hände so wie beim Laufen vor dem Körper: Die Daumen zeigen nach oben. Wenn Sie jetzt zum Beispiel beide Hände nach links bewegen sollen, knickt die linke Hand in Richtung Handrücken ab und die rechte Hand in Richtung Handfläche. Weisen Sie den vier Grundrichtungen links, rechts, oben und unten jeweils eine Zahl von 1 bis 4 zu. Bestimmen Sie einen Ansager, wenn Sie in einer Gruppe trainieren (ständiges Wechseln nicht vergessen) oder verwenden Sie die CD (Track 4). Falls Ihnen die Basisübung mit den vier Richtungen zu viel ist, können Sie auch nur zwei Richtungen benennen und dann bei Zahlen, die Sie nicht vergeben haben, keine Bewegung ausführen. Möglich ist auch, die beiden geraden Zahlen einer Richtung zuzuordnen und der anderen Richtung die beiden ungeraden Zahlen.

Beispiel
- 1 = beide Hände nach links.
- 2 = beide Hände nach rechts.
- 3 = beide Hände nach oben.
- 4 = beide Hände nach unten.

Handkompass, Basisübung 1

1 Beide Hände knicken nach links ab.

2 Beide Hände knicken nach rechts ab.

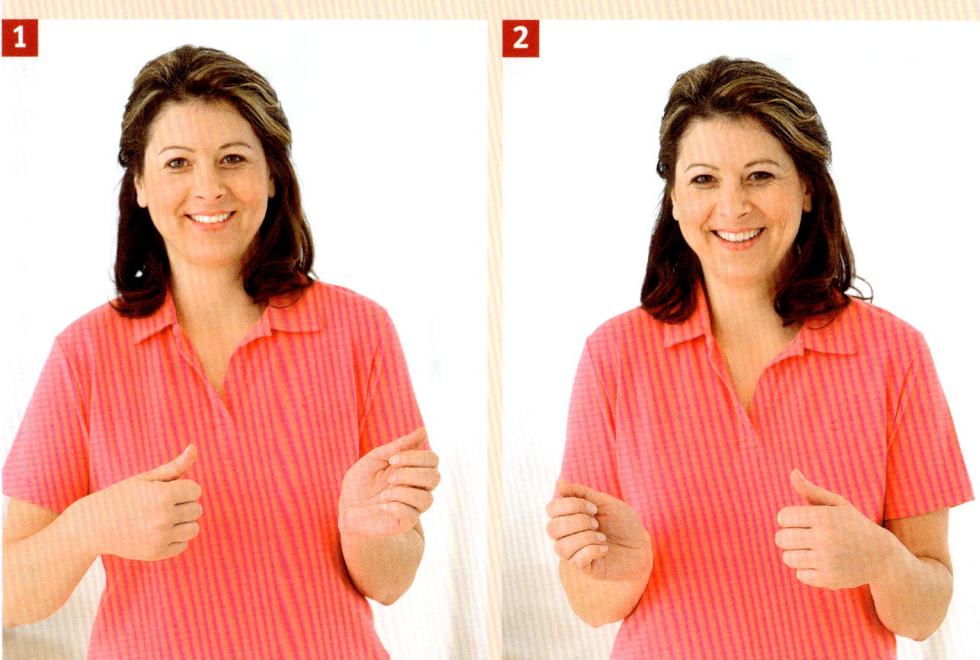

Fortsetzung Handkompass, Basisübung 1

3 Beide Hände knicken nach oben ab.

4 Beide Hände knicken nach unten ab.

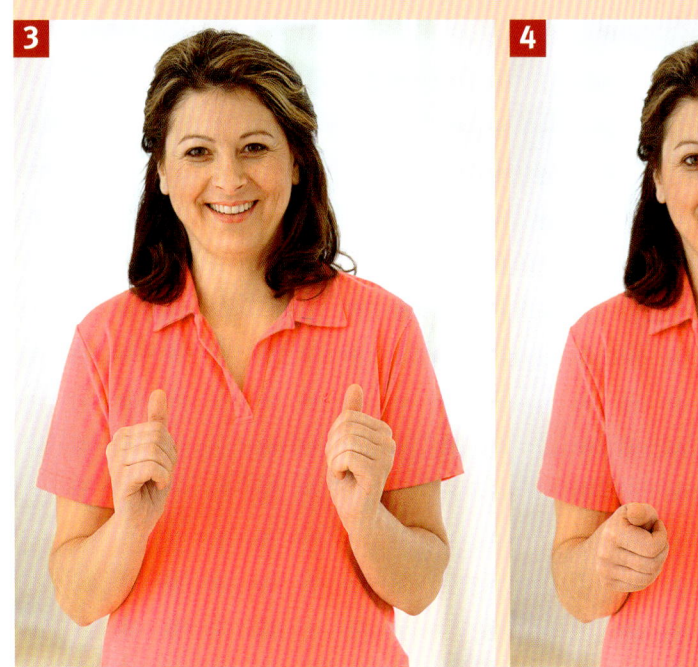

Variation 1

Führen Sie die Basisübung so aus, dass die beiden Hände immer gegengleich zueinander arbeiten (Track 4).

Beispiel

- Die Zahl 1 bedeutet, dass beide Hände in Richtung Handrücken abknicken.
- Die Zahl 2 heißt, »die linke Hand knickt nach oben, die rechte Hand nach unten«.
- Die Zahl 3 ist gleichbedeutend mit »beide Hände knicken in Richtung Handinnenfläche«.

- Die Zahl 4 zeigt an, dass die linke Hand nach unten knickt und die Rechte nach oben.

Variation 2

Weisen Sie den Richtungen die Farben Rot, Blau, Gelb und Grün zu und führen Sie die Übung zuerst nach der Methode der Basisübung 1, in der beide Hände gleich bewegt werden, aus. Anschließend gehen Sie nach der Variation 1 vor, bewegen also beide Hände gegengleich (Track 8).

Variation 3

Kombinieren Sie die Zahlen- und Farbenansagen. Führen Sie die Übung zuerst nach der Methode der Basisübung 1 (beide Hände gleich) und anschließend nach der Variation 1 (beide Hände gegengleich) aus (Track 17).

Beispiel

- 1 oder Rot = beide Hände bewegen sich nach links.
- 2 oder Blau = beide Hände nach rechts.
- 3 oder Gelb = beide Hände nach oben.
- 4 oder Grün = beide Hände nach unten.

Handkompass, Variation 1

1 Beide Hände knicken nach außen ab (rechte Hand nach rechts, linke Hand nach links).

2 Die rechte Hand knickt nach unten ab, die linke Hand nach oben.

3 Beide Hände knicken nach innen ein (rechte Hand nach links, linke Hand nach rechts).

4 Die rechte Hand knickt nach oben ab, die linke Hand nach unten.

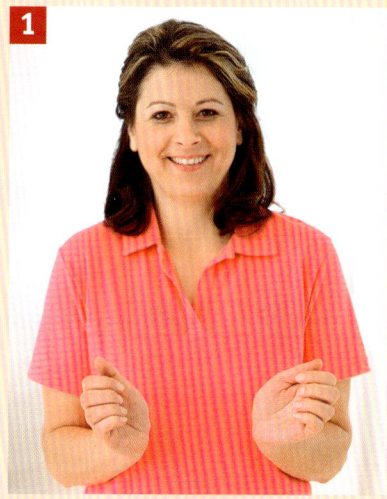

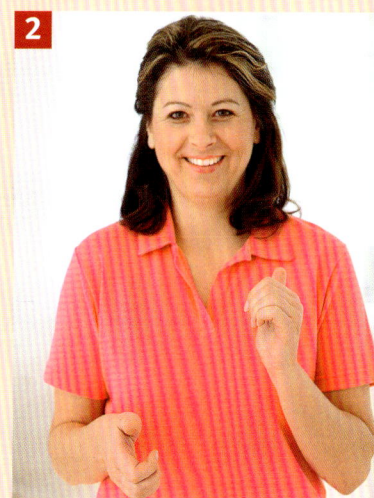

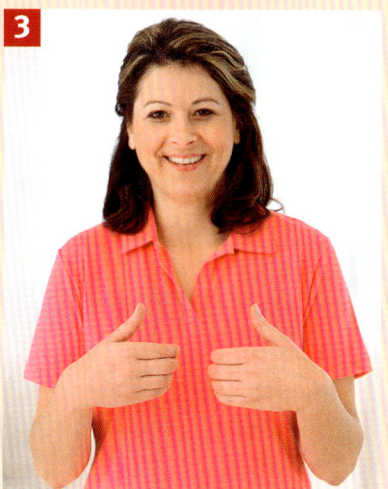

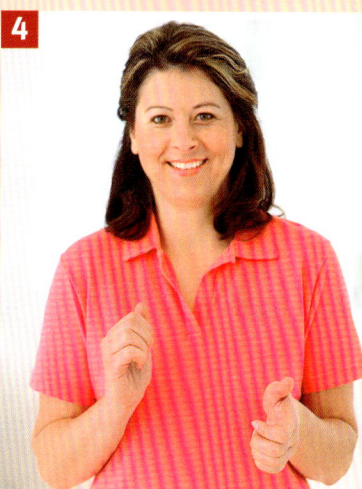

Variation 4

Weisen Sie den Richtungen die Städte Paris, Madrid, London und Berlin zu. Führen Sie die Übung zuerst mit beiden Händen gleich aus und anschließend mit beiden Händen gegengleich (Track 11).

Variation 5

Kombinieren Sie die Variationen 3 und 4 indem Sie sich Zahlen, Farben und Städte gemischt ansagen (Track 19).

Beispiel

- 1 oder Rot oder Madrid = beide Hände nach links.
- 2 oder Blau oder London = beide Hände nach rechts.
- 3 oder Gelb oder Paris = beide Hände nach oben.
- 4 oder Grün oder Berlin = beide Hände nach unten.

Variation 6

Weisen Sie den Richtungen die Himmelsrichtungen Nord, Ost, Süd, West zu und führen Sie die Übung zuerst nach der Methode der Basisübung 1 (beide Hände gleich) und anschließend nach der Variation 1 (beide Hände gegengleich) aus (Track 14).

Beispiel

- Nord = beide Hände nach links.
- Ost = beide Hände nach rechts.
- Süd = beide Hände nach oben.
- West = beide Hände nach unten.

Variation 7

Kombinieren Sie die Variationen 5 und 6, lassen Sie sich Zahlen, Farben, Städte und Himmelsrichtungen gemischt ansagen (Track 21).

Beispiel

- 1, Rot, Madrid, Nord = beide Hände nach links.
- 2, Blau, London, West = beide Hände nach rechts.
- 3, Gelb, Paris, Süd = beide Hände nach oben.
- 4, Grün, Berlin, Ost = beide Hände nach unten.

Variation 8

Zur Abwechslung können Sie auch die Zahlen von 5 bis 8 (Track 5) oder die Farben Orange, Türkis, Lila, Braun (Track 9) oder die Städte Moskau, New York, Sydney, Peking (Track 12) oder die Himmelsrichtungen Nordost, Südwest, Nordwest, Südost (Track 15) verwenden. Allerdings gibt es auf der CD keine Ansagen, die diese Variationen kombinieren.

Beispiel

- 5 = beide Hände nach links.
- 6 = beide Hände nach rechts.
- 7 = beide Hände nach oben.
- 8 = beide Hände nach unten.

Variation 9

Es gibt Menschen, die in der Lage sind, jeder Richtung zwei Zahlen, zwei Farben, zwei Städte und zwei Himmelrichtungen zuzuweisen und dann je nach Leistungsstufe bis zu 32 verschiedene Anweisungen zu kombinieren und den 4 Richtungen korrekt zuzuordnen. Sollten Sie sich daran versuchen wollen, finden Sie die dafür notwendigen Ansagen auf der CD (Track 6, 10, 13, 18, 20, 22).

Eine andere Variation wäre es, wenn Sie die acht Richtungen (vier gleich und vier gegengleich) den vier möglichen 8er-Anweisungen zuordnen. Allerdings vereinfacht dies die Übung nicht ...

Beispiel

- 1, Rot, Madrid, Nord = beide nach links.
- 2, Blau, London, West = beide zum Handrücken.
- 3, Gelb, Paris, Süd = beide nach unten.
- 4, Grün, Berlin, Ost = linke Hand nach oben und rechte Hand nach unten.
- 5, Türkis, Moskau, Nordwest = beide nach rechts.
- 6, Braun, Peking, Südost = beide zur Handinnenfläche.
- 7, Orange, New York, Südwest = beide nach oben.
- 8, Lila, Sydney, Nordost = linke Hand nach unten und rechte Hand nach oben.

Basisübung 2

Halten Sie eine Hand mit dem Daumen nach oben und die andere Hand mit dem Daumen entweder nach links oder rechts.

Dadurch entstehen vier verschiedene Ausgangsstellungen: linker Daumen nach oben und rechter Daumen nach links (1. Ausgangsstellung) oder rechts (2. Ausgangsstellung),

rechter Daumen nach oben und linker Daumen nach links (3. Ausgangsstellung) oder rechts (4. Ausgangsstellung).

Wählen Sie eine dieser Möglichkeiten aus. Führen Sie dann die Übung nach dem Prinzip der Basisübung 1 aus, also beide Hände in die gleiche Richtung, nach oben, unten, links oder rechts. Weisen Sie den vier Grundrichtungen je eine Zahl von 1 bis 4 zu. Bestimmen Sie einen Ansager, wenn Sie in der Gruppe trainieren (ständiges Wechseln nicht vergessen) oder verwenden Sie die CD (Track 4).

Handkompass, Ausgangsstellung 1 der Basisübung 2

1 Eine Hand zeigt mit dem Daumen zur Körpermitte, die andere mit dem Daumen nach oben.

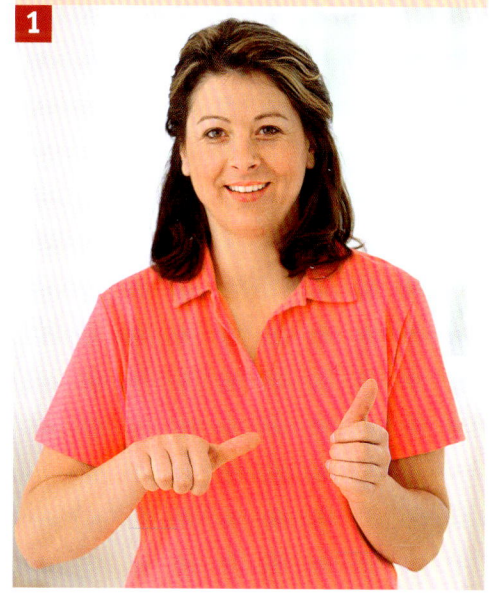

Handkompass, Basisübung 2

1 Beide Hände knicken im Handgelenk nach oben ab (rechte Hand zum Handrücken, linke Hand zum Daumen).

2 Beide Hände knicken nach rechts ab (rechte Hand zur Handkante, linke Hand zur Handinnenseite).

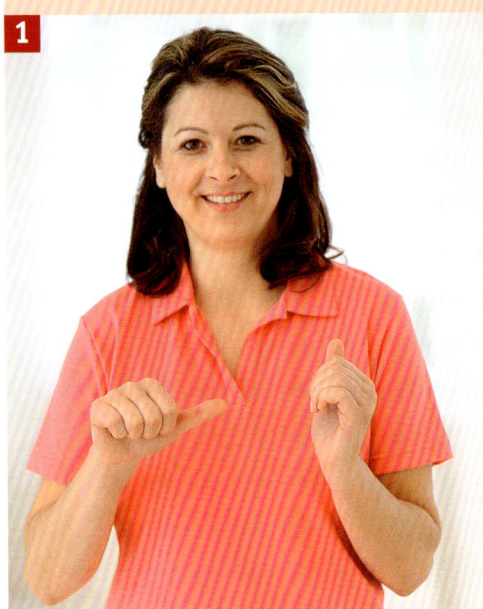

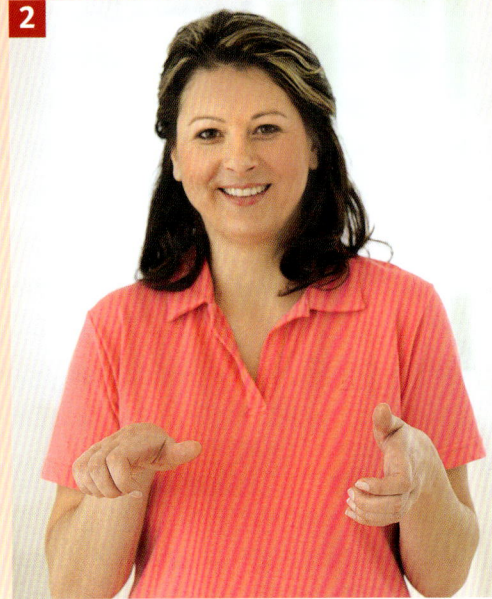

Beispiel

Sie wählen die Ausgangsposition so, dass der Daumen der linken Hand nach oben zeigt und der Daumen der rechten Hand zur linken Seite weist.

- 1 = beide nach oben, also linke Hand zum Daumen, rechte Hand zum Handrücken.
- 2 = beide nach rechts, also linke Hand zur Handfläche, rechte Hand zur Handkante.
- 3 = beide nach unten, also linke Hand zur Handkante, rechte Hand zur Handfläche.
- 4 = beide nach links, also linke Hand zum Handrücken, rechte Hand zum Daumen.

Variation 10

Führen Sie die Basisübung 2 mit den vier unterschiedlichen Ausgangsstellungen aus, ehe Sie die folgenden Variationen beginnen.

Variation 11

Variieren Sie nun die Basisübung 2 genau auf die gleiche Weise wie die Basisübung 1, indem Sie die Variationen 1 bis 9 durchführen. Achten Sie bitte darauf, dass bei der Ausgangsposition die Daumen nicht in die gleiche Richtung zeigen.

3 Beide Hände knicken nach unten ab (rechte Hand zur Handinnenseite, linke Hand zur Handkante).

4 Beide Hände knicken nach links ab (rechte Hand zum Daumen, linke Hand zum Handrücken).

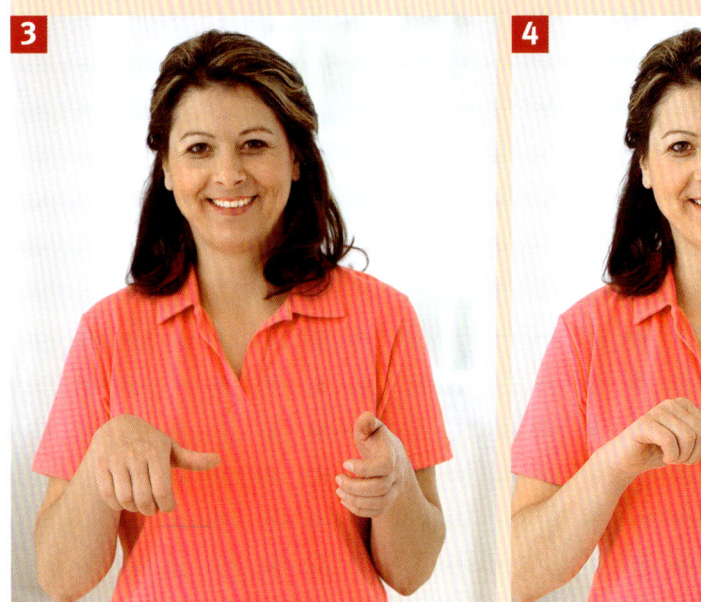
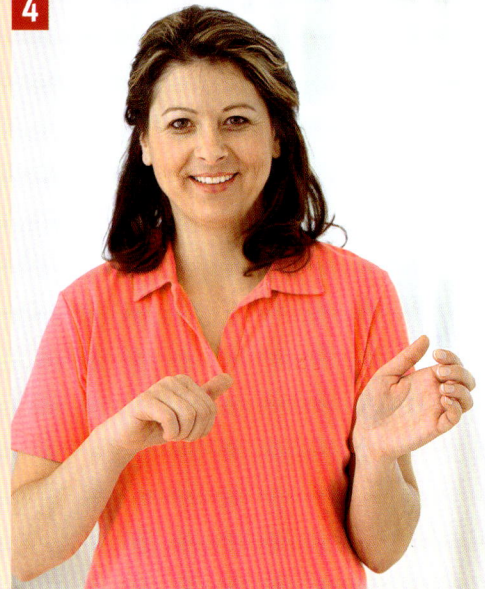

Basisübung 3

Die Ausgangsposition dieser Übung stimmt mit der von Basisübung 2 überein.

Sie halten also wieder einen Daumen nach oben und den anderen Daumen entweder nach links oder nach rechts (Ausgangsstellung 1 bis 4 von Seite 95).

Weisen Sie jetzt der Daumenrichtung, der Handkantenrichtung, der Handrückenrichtung und der Handinnenfläche eine Zahl von 1 bis 4 zu. Die Anweisungen können nun entweder von einem Ansager aus der Gruppe kommen oder von der CD (Track 4).

Beispiel

Wenn also beispielsweise der linke Daumen nach oben zeigt und der rechte nach links, können Sie die Zahlen folgendermaßen zuweisen:

- 1 = Daumen, also linke Hand nach oben, rechte Hand nach links.
- 2 = Handkante, also linke Hand nach unten, rechte Hand nach rechts.
- 3 = Handrücken, also linke Hand nach links, rechte Hand nach oben.
- 4 = Handinnenfläche, also linke Hand nach rechts, rechte Hand nach unten.

Handkompass, Basisübung 3

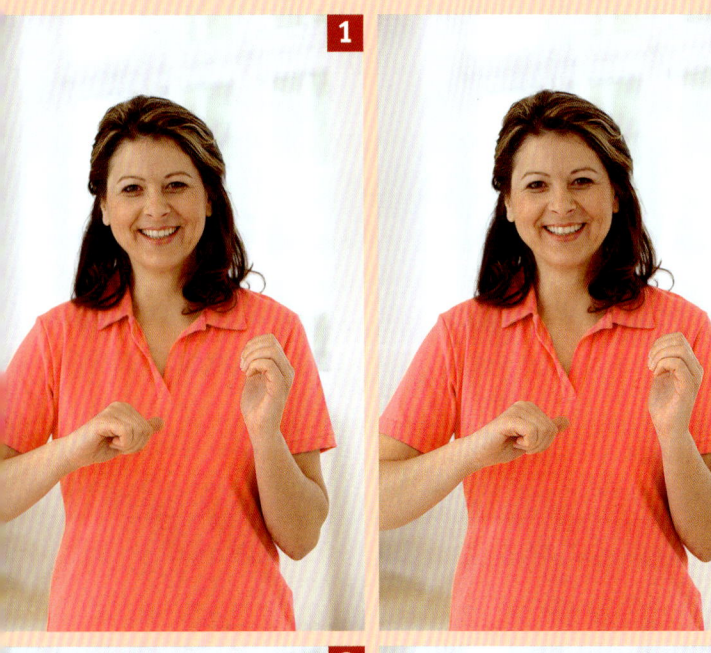

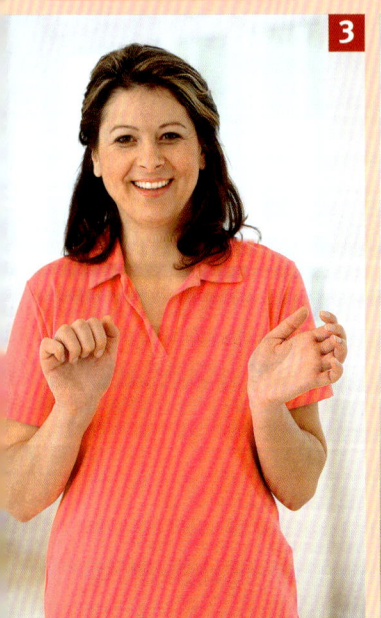

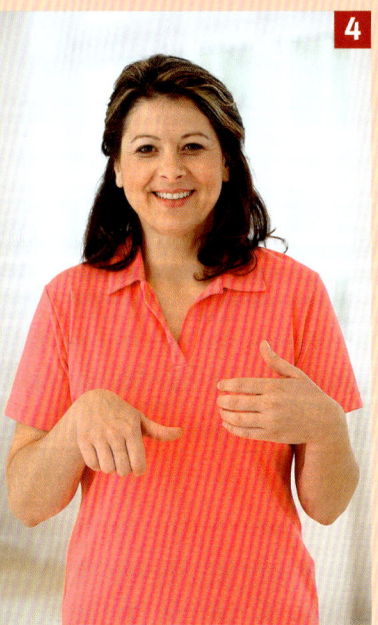

1 Beide Hände knicken im Handgelenk in Daumen-richtung ab (rechte Hand nach links, linke Hand nach oben).

2 Beide Hände knicken in Handkantenrichtung ab (rechte Hand nach rechts, linke Hand nach unten).

3 Beide Hände knicken in Handrückenrichtung ab (rechte Hand nach oben, linke Hand nach links).

4 Beide Hände knicken in Richtung Handinnenseite ab (rechte Hand nach unten, linke Hand nach rechts).

Variation 12

Verändern Sie nun die Basisübung 3 genau auf die gleiche Weise wie die Basisübung 1, indem Sie die Variationen 1 bis 9 durchführen. Achten Sie bitte darauf, dass bei der Ausgangsposition nicht beide Daumen in die gleiche Richtung zeigen!

Zungenwirbler

Die bisher beschriebenen Bewegungsübungen erfordern immer eine, wenn auch meistens nur sehr kleine Veränderung der ausgeübten Sportart. Jetzt kommen wir zu einer Übung, die bei jeder Sportart ausgeübt werden kann. Der Zungenwirbler befasst sich mit den Bewegungen der Zunge.

Die Zunge ist an vielen hochkomplexen Bewegungen wie Sprechen, Kauen und Schlucken beteiligt und benötigt für ihre Steuerung ein relativ großes Hirnareal. Deshalb gehen viele davon aus, dass gezielte Zungenbewegungen gepaart mit anderen Körperbewegungen und kognitiven Aufgaben die Bildung von neuen Synapsen unterstützen. Die einzige Einschränkung ergibt sich dadurch, dass in einer Gruppe derjenige, der die Anweisung gibt, nur verzögert mitmachen kann.

Basisübung

Wählen Sie bitte vier Stellen in Ihrem Mund aus, die Sie mit der Zunge berühren können und die in vier verschiedenen Richtungen liegen: zum Beispiel der Gaumen, die Schneidezähne, ein Backenzahn links oben und ein Backenzahn rechts unten. Weisen Sie diesen vier Stellen jeweils eine Zahl von 1 bis 4 zu. Bestimmen Sie einen Ansager, wenn Sie in einer Gruppe trainieren (ständiges Wechseln nicht vergessen), oder verwenden Sie die CD (Track 4).

Selbstverständlich können Sie auch jeden einzelnen Zahn oder verschiedene Bereiche des Kiefers als Berührungsstellen auswählen. Die Besonderheit dieser Übung liegt in der ungeheuren Vielfalt des Bewegungsausmaßes der Zunge. Neben den Grunddimensionen oben/unten, links/rechts und vorwärts/rückwärts bieten sich auch die Diagonalen an. Besonders »Zungenfertige« können auch bestimmte Bewegungen der Zunge auswählen, wie zum Beispiel das Rollen in Längsrichtung (ist genetisch bedingt nicht bei jedem möglich!) oder das Verdrehen der Zunge, sodass die Unterseite oben ist. Ihrer Fantasie ist dabei keine Grenze gesetzt.

Alle Zungenübungen lassen sich natürlich auch hervorragend mit den anderen bereits beschriebenen Übungen kombinieren. Allerdings sollten Sie diese Kombinationen erst in Angriff nehmen, wenn Sie innerhalb einer Übung schon fast alles ausprobiert und zumindest in Grobform geschafft haben. Verwenden Sie die Ansagen und die Variationen 2 bis 9 vom »Handkompass« (Seite 92 ff.).

Wichtiger Hinweis

Wichtig ist dabei, dass Sie Ihre Zunge möglichst schnell bewegen und unmittelbar nach dem Berühren der von Ihnen gewählten Stelle wieder in die Ausgangsposition in der Mitte des Mundes führen.

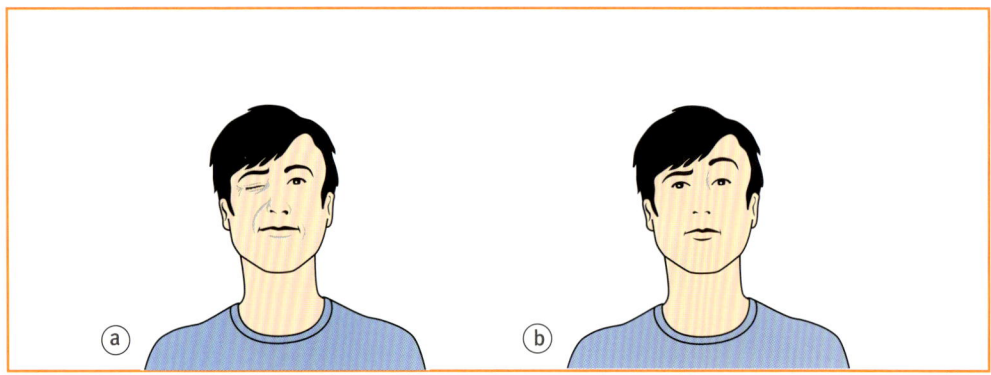

a) Grimassenschneider – Augenzwinkern rechts
b) Grimassenschneider – die linke Augenbraue hochziehen

Grimassenschneider

Die Tatsache, dass wir aufgrund der Kreuzung der Pyramidalbahnen im Hirnstamm mit unserer rechten Gehirnhälfte unsere linke Körperseite steuern und umgekehrt, trifft natürlich auch im Gesicht zu. Wenn wir zur Unterstützung unserer Kommunikation mit Mimik Informationen an unsere Gesprächspartner weitergeben wollen, ist dazu ein äußerst diffiziles Zusammenwirken verschiedener Gehirnareale notwendig. Falls wir, bedingt durch die Bewegungsstruktur einer Sportart, Arme und Beine nicht für Zusatzaufgaben nutzen können, liegt es nahe, die Gesichtsmuskeln mit einzusetzen. Wie viele verschiedene Bewegungen möglich sind, können Sie am besten erkennen, wenn Sie Filme mit Louis de Funès, Jerry Lewis oder Jim Curry ansehen. Für unsere Übung »Grimassenschneider« sollten wir uns aber zum Großteil nur die herauspicken, die wir tatsächlich links und rechts isoliert ausführen können. Suchen Sie aus der Aufzählung von Seite 101 die Bewegungen, die Ihnen liegen. Viele Menschen können z. B. nicht mit einem Auge zwinkern, ohne das andere ebenfalls zu bewegen. Andere wiederum können sogar die Ohren wackeln lassen oder die Nasenflügel einzeln hochziehen.

Basisübung

Wählen Sie bitte vier verschiedene Mimikbewegen aus, die Ihnen nicht schwerfallen. Achten Sie dabei darauf, dass verschiedene Richtungen ausgesucht werden (links, rechts, nach oben, nach unten).
Wenigstens drei der vier Übungen sollten einseitig durchführbar sein. Weisen Sie diesen vier Übungen jeweils eine Zahl von 1 bis 4 zu. Bestimmen Sie einen Ansager, wenn Sie in einer Gruppe trainieren (ständiges Wechseln nicht vergessen) oder verwenden Sie die CD (Track 4).

Beispiel:

- 1 = den rechten Mundwinkel nach unten ziehen.
- 2 = die linke Backe aufblasen.
- 3 = die Stirn runzeln.
- 4 = die linke Augenbraue hochziehen.

Verschiedene Bewegungen

- Mit dem linken Auge zwinkern
- Mit dem rechten Auge zwinkern
- Den rechten Mundwinkel hochziehen
- Den linken Mundwinkel hochziehen
- Den rechten Mundwinkel nach unten ziehen
- Den linken Mundwinkel nach unten ziehen
- Die rechte Augenbraue hochziehen
- Die linke Augenbraue hochziehen
- Die rechte Backe aufblasen
- Die linke Backe aufblasen
- Die Augen weit aufreißen
- Einen Kussmund machen
- Die Nase hochziehen
- Die Nasenflügel bewegen
- Mit den Ohren wackeln
- Die Stirn runzeln

Selbstverständlich sollten Sie nun wieder variieren, um keine der Übungen und Zuweisungen so lange auszuführen, bis sie automatisiert ist. Denken Sie daran, dass unser Ziel nicht Automatisierung ist, sondern Flexibilität. Die zugehörigen Variationsübungen kennen Sie schon. Sie finden sie beim »Handkompass« als Variationen 2 bis 9 (Seite 92 ff.).

Kopfwackler

Eine weitere Alternative, die nahezu mit jeder Sportart kombiniert werden kann, ist die Kopfbewegung.

Obwohl wir unseren Kopf ähnlich vielfältig bewegen können wie unsere Zunge (mal abgesehen vom Einrollen oder Umdrehen), müssen wir uns für diese Übung auf wenige Grundbewegungen beschränken. Dies ist notwendig, weil wir bei weit ausladenden oder kreisenden Bewegungen unser Gleichgewichtsorgan so sehr strapazieren würden, dass wir uns nicht mehr ausreichend auf die Grundsportart konzentrieren könnten.

Keine ausladenden Bewegungen

Um die Grundsportart, während derer wir die Kopfbewegungen einbauen möchten, gefahrlos weiter durchführen zu können, dürfen es also lediglich kleine, aber schnelle Bewegungen sein. Diese reichen jedoch aus, um durch die Ansteuerung der Nackenmuskeln eine Herausforderung für das Gehirn zu schaffen, so dass wir unser Ziel der besseren Vernetzung dennoch erreichen.

Bewegen Sie bitte nur den Kopf und lassen Sie die Augen weiterhin die Aufgaben erledigen, die sie tun müssen, damit die Sportart ohne Verletzungsgefahr fehlerfrei gelingt. Allzu forcierte Kopfbewegungen können auch leicht zu Verspannungen der Schulter- und Nackenmuskulatur führen. Führen Sie bitte Ihren Kopf nach jeder Bewegung sofort wieder zur Mitte in die Ausgangsposition, um für die nächste Ansage bereit zu sein.

Kopfwackler, Basisübung

1 Den Kopf nach rechts drehen.

2 Den Kopf nach links drehen.

3 Den Kopf nach vorne kippen.

4 Den Kopf nach hinten kippen.

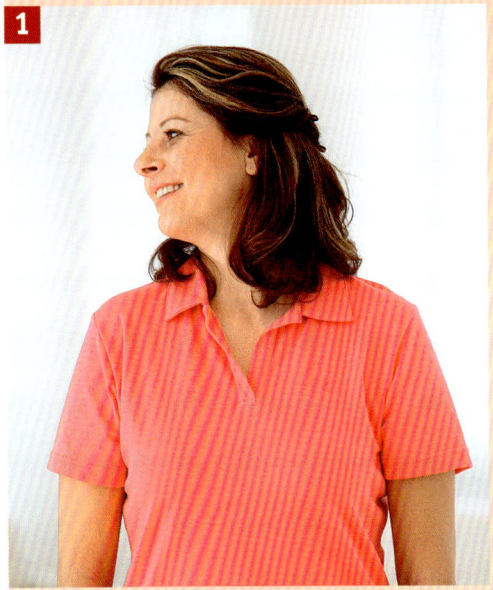

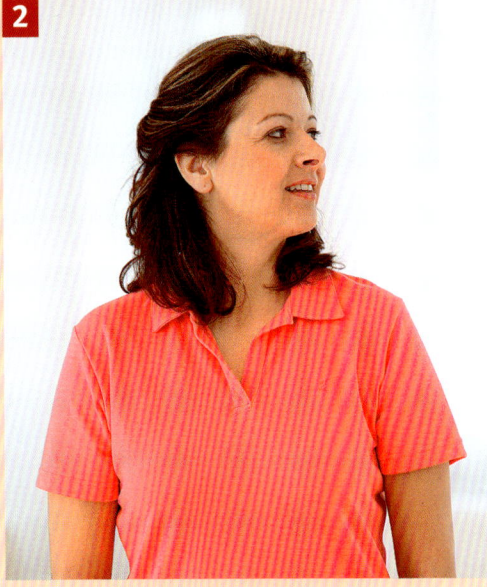

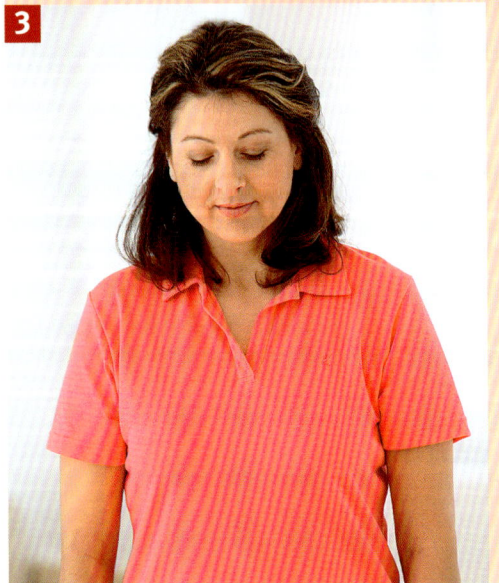

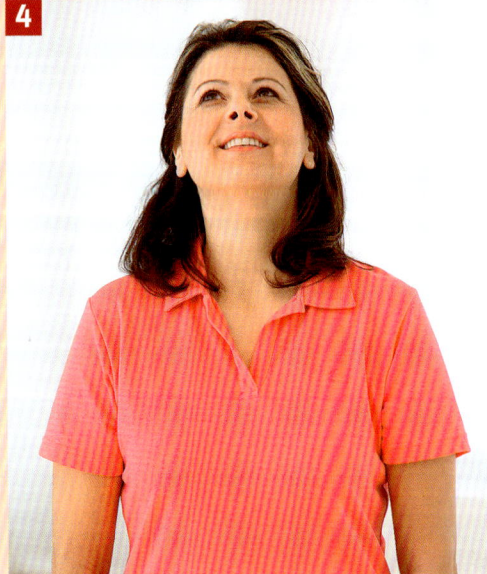

5 Den Kopf nach links kippen.

6 Den Kopf nach rechts kippen.

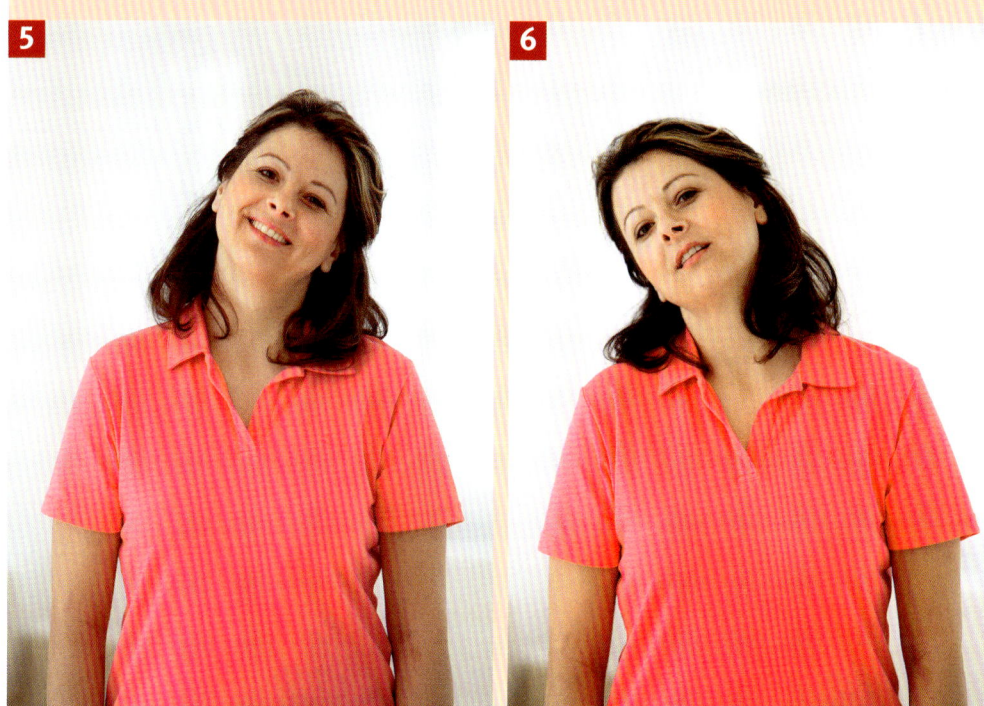

Basisübung

Wählen Sie bitte vier Kopfbewegungen aus, wobei immer mindestens eine nach links und eine nach rechts sowie wenigstens eine nach oben oder unten dabei sein sollte. Weisen Sie diesen vier Bewegungen jeweils eine Zahl von 1 bis 4 zu.

Bestimmen Sie einen Ansager, wenn Sie in einer Gruppe trainieren (ständiges Wechseln nicht vergessen) oder verwenden Sie die CD (Track 4).

Verschiedene Bewegungen

- Kopf nach rechts drehen
- Kopf nach links drehen
- Kopf nach vorne kippen
- Kopf nach hinten kippen
- Kopf nach links kippen
- Kopf nach rechts kippen

Auch für diese Übung können Sie die Variationen 2 bis 9 vom »Handkompass« (Seite 92 ff.) anwenden.

Augenrollen, Basisübung

1 Blick nach unten auf die 6.

2 Blick nach links auf die 9.

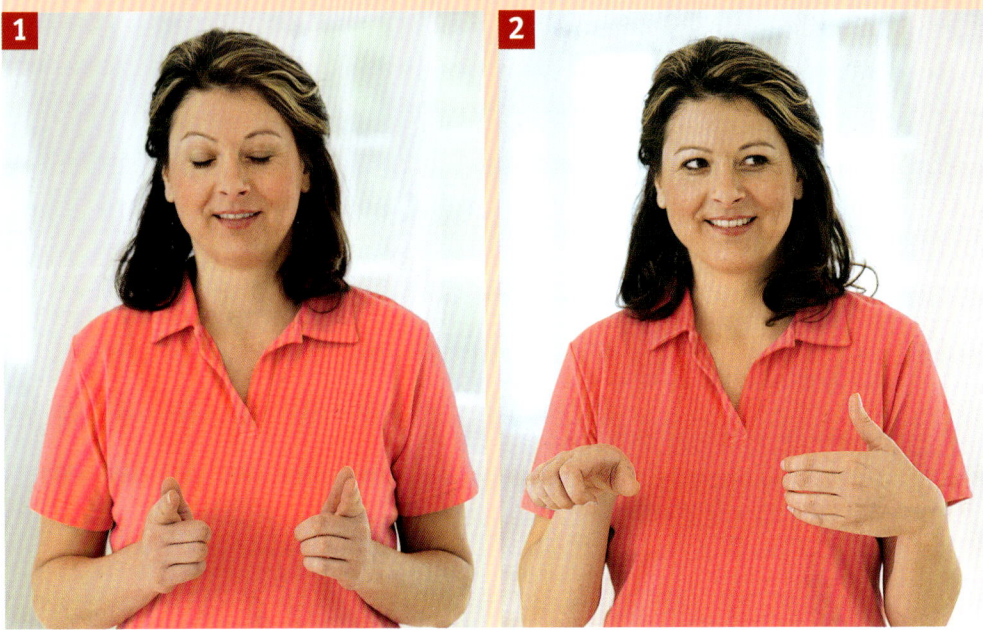

Augenrollen

Die Augen sind das wichtigste Sinnesorgan für die Steuerung unseres Körpers. Je besser sie funktionieren, desto mehr Informationen können wir wahrnehmen und somit unsere Handlungen besser planen.

Augenübungen sind nicht geeignet für Sportarten, die im Straßenverkehr durchgeführt werden oder deren Ausübung ein kontinuierliches Fixieren der Umgebung erfordert, um das Gleichgewicht halten zu können (zum Beispiel Laufband).

Weil die wenigsten von uns in der Lage sind, die Augen unabhängig voneinander zu bewegen und dies für die Wahrnehmung auch keinerlei Vorteile bringt, beschränken wir uns bei den folgenden Übungen darauf, beide Augen synchron zu bewegen.

Für unsere Augenmuskulatur ist diese Übung sehr anstrengend, deshalb soll sie keinesfalls länger als 20 Minuten durchgeführt werden. Entscheiden Sie bitte selbst, wie weit Sie Ihre Augen in die angesagten Richtungen bewegen möchten – jedenfalls nur so weit, wie Sie es noch als angenehm empfinden.

Den größten Erfolg hinsichtlich Ihrer Wahr-
nehmungsfähigkeiten haben Sie sicherlich,
wenn Sie die Augen immer bis zur Endstel-
lung bewegen.

Allerdings strengt das die Augenmuskulatur
und Ihr Gehirn am meisten an, sodass leichte
Kopfschmerzen, Schwindelgefühle oder
Augendruck die Folge sein können. Wenn
es um das Verknüpfen der verschiedenen
Gehirnareale geht, genügt bereits ein gerin-
ger Ausschlag in die angesagte Richtung,
um Erfolge zu erzielen.

Basisübung 1

Stellen Sie sich das Zifferblatt einer riesigen
Uhr vor, das senkrecht unmittelbar vor Ihnen
steht. Bekanntermaßen erkennen Sie dort 12
Zahlen, die Sie sich nun entweder von einem
Ansager in der Gruppe oder von der CD ansa-
gen lassen (Track 7).

Bewegen Sie die Augen möglichst schnell in
die angesagte Richtung und lassen Sie die
Augen dort, bis die nächste Ansage erfolgt,

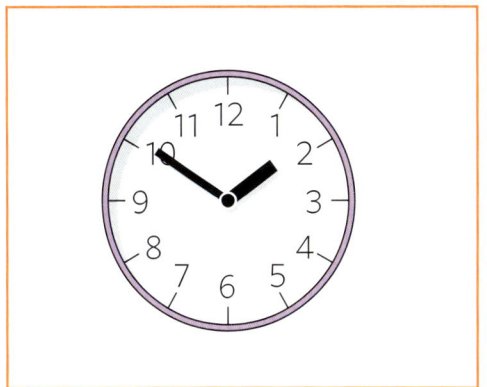

Augenrollen – Zahlenvorstellung der Basisübung 1

falls Ihre Sportart dies zulässt. Ansonsten
können Sie auch die Augen sofort wieder in
die Mittelstellung bewegen.

Da Ihnen die Aufteilung der Uhr sehr geläufig
ist, stellt es für Sie kaum eine Schwierigkeit
dar, gleich bei der Basisübung zwölf verschiedene Anweisungen zu verarbeiten.

Die eigentliche Herausforderung entsteht,
wenn Sie entgegen dem Ihnen vertrauten
Modell die Zahlen anders vergeben. Um sich
nicht zu überfordern, sollten Sie die Reihenfolge der folgenden Variationen einhalten.
Bitte beachten Sie, dass Sie für alle folgenden
Variationen 1 bis 10 immer den Track 7 auf
der CD verwenden können.

Variation 1

Wählen Sie zwei der 12 Zahlen aus, die sich
im Zifferblatt gegenüberliegen und vertauschen Sie diese.

Beispiel 1

Wenn Sie beispielsweise die 6 und die 12
auswählen, bedeutet dann die 6, dass Sie
die Augen nach oben bewegen, und die 12
sagt Ihnen an, dass Sie die Augen nach unten
bewegen sollen. Alle anderen Zahlen bleiben
gleich. Vertauschen Sie jeweils nach ca.
2 Minuten ein anderes Zahlenpaar. Die vor-
herigen Zahlenpaare nehmen dann wieder
ihre ursprüngliche Position ein.

Beispiel 2

Sie wählen 2 und 8. Dann bedeutet 2, dass
Sie nach links unten blicken, und 8, dass Sie
nach rechts oben blicken.

Variation 2

Führen Sie die Übung der Variation 1 auf die gleiche Art und Weise aus, aber wählen Sie immer zwei Paare von jeweils gegenüberliegenden Zahlen, die Sie vertauschen.

Auch hier gilt, dass Sie nach ungefähr 2 Minuten wechseln und wieder zwei andere Paare auswählen sollen.

Variation 3

Tauschen Sie in Gedanken alle gegenüberliegenden Zahlenpaare aus. Stellen Sie sich vor, dass die Uhr auf dem Kopf steht, denn dann sind alle Zahlen genau gegenüber ihrer normalen Position.

Variation 4

Stellen Sie sich die Uhr von hinten vor, so dass nur die 6 und die 12 an ihren ursprünglichen Positionen stehen, aber alle anderen Zahlen spiegelverkehrt liegen.

Beispiel

Die 3 bedeutet demnach eine Augenbewegung nach links und die 8 eine nach rechts unten.

Variation 5

Gehen Sie jetzt wieder nach Variation 1 vor. Allerdings bleiben die Zahlenpaare vertauscht, wenn Sie sich nach jeweils 2 Minuten ein weiteres Zahlenpaar aussuchen.

Nach 10 Minuten haben Sie dann Variation 3 erreicht.

Variation 6

Stellen Sie sich einen quadratischen Wecker vor. Diesen werfen Sie nun nach rechts um. Dadurch sehen Sie in Ihrer Vorstellung die 12 ganz rechts, die 9 oben, die 3 unten und die 6 ganz links.

Selbstverständlich können Sie den Wecker auch nach links umfallen lassen und Ihre Augen dann nach diesem Prinzip bewegen.

Variation 7

Nehmen Sie den nach rechts oder links umgefallenen Wecker der Variation 6 und beginnen Sie nun einzelne, gegenüber liegende Zahlenpaare nach der Methode der Variation 1 auszutauschen.

Beispiel:

Sie vertauschen beim nach links umgefallenen Wecker die 10 und die 4. Dann bedeutet 10 den Blick nach rechts oben und 4 den Blick nach links unten.

Variation 8

Gehen Sie zurück zur normalen Uhr und zu der Basisübung. Wählen Sie zwei Ziffern aus, die einander nicht gegenüberliegen und vertauschen Sie diese. Vertauschen Sie nach ca. 2 Minuten ein anderes Paar und geben Sie dem ersten Paar wieder ihre Ursprungsposition.

Beispiel

Sie wählen die zahlen 11 und 3 aus und vertauschen deren Position. Dann blicken Sie bei

Ansage der 11 nach rechts und bei Ansage der
3 nach links oben.

Variation 9

Üben Sie nun wieder die Variation 8, aber bei
jedem Wechsel nach 2 Minuten bleiben die
vorher vertauschten Zahlen am getauschten
Platz. Auf diese Weise werden Sie die Uhr völlig neu ordnen. Die Schwierigkeit liegt darin,
dass Sie ein bereits seit langem erlerntes und
dogmatisches Bild der Uhr kurzzeitig über-
schreiben müssen.

Variation 10

Üben Sie wieder die Variation 9, aber starten
Sie mit dem nach links oder rechts umgefallenen Wecker.

Basisübung 2

Wählen Sie aus den acht Bewegungsrichtungen links, links oben, oben, oben rechts,
rechts, rechts unten, unten und unten links
vier Bewegungen aus und vergeben Sie nach
Belieben die Zahlen 1 bis 4. Achten Sie darauf, dass nicht alle Richtungen auf einer
Seite sind. Bestimmen Sie einen Ansager,
wenn Sie in einer Gruppe trainieren oder
verwenden Sie die CD.

Weitere Variationen

Die weitere Vorgehensweise entspricht genau
den Variationen 2 bis 9 vom »Handkompass«
von Seite 92 ff.

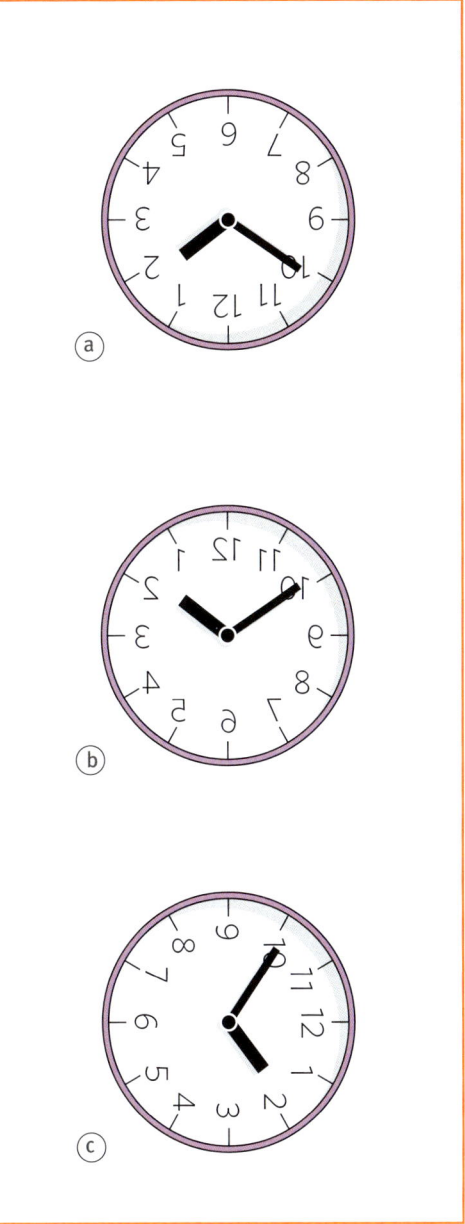

Augenrollen – Zahlenvorstellung
a) Variation 3
b) Variation 4
c) Variation 6

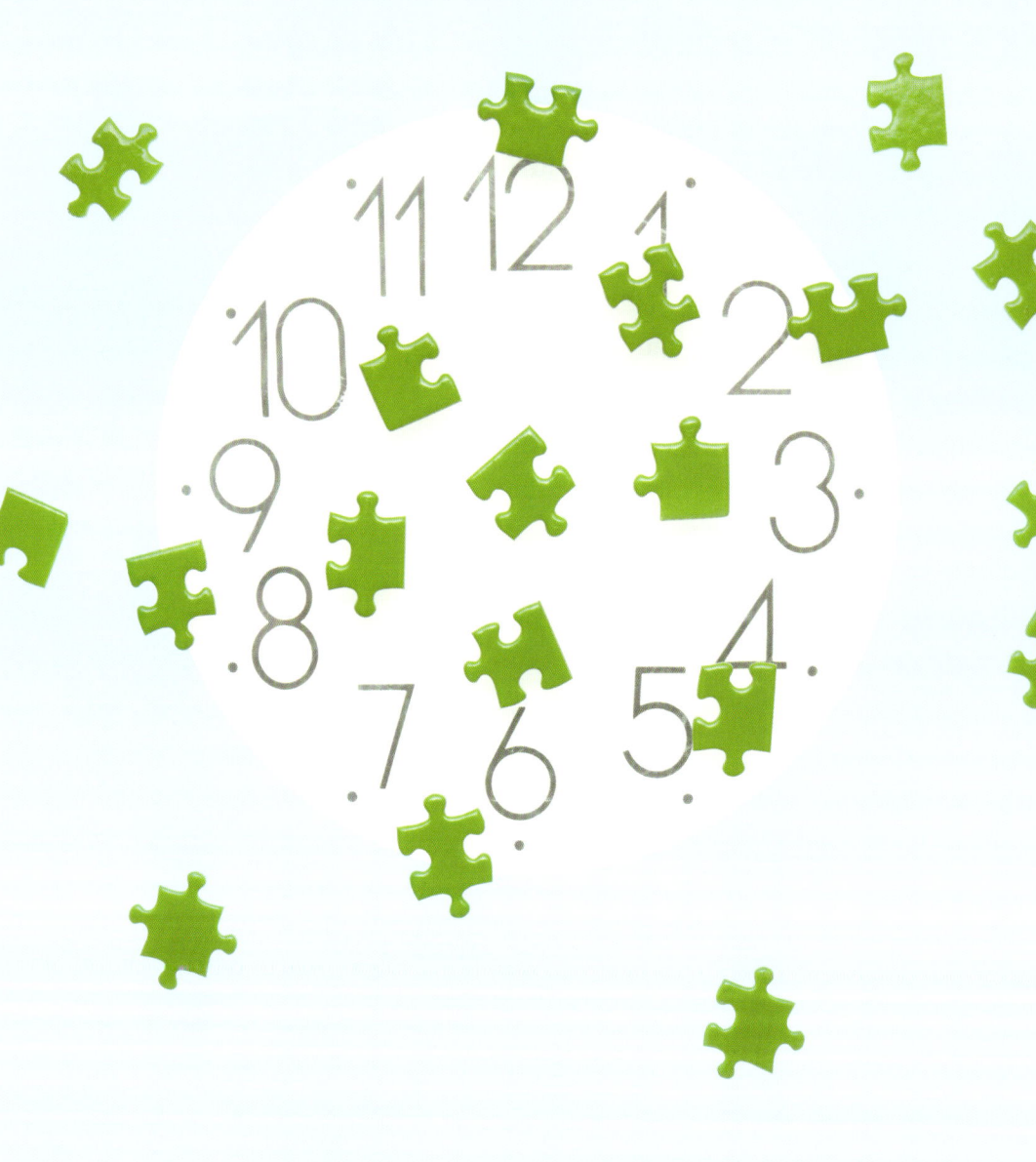

Kognitive Aufgaben

Die Übungen dieses Kapitels sind reine Denksportaufgaben, also isoliert

ausgeführt noch kein Life-Kinetik®-Training. Es fehlt der Bewegungsanteil,

denn nur die Kombination aus Bewegung und kognitiven Aufgaben lässt

optimale Ergebnisse erwarten. Wählen Sie also einen Sport aus, gleich

welcher Art, und kombinieren Sie diesen mit den folgenden Übungen.

Denksport für jede Lebenslage

Bei dieser Art von Aufgaben handelt es sich um reinrassige Denkaufgaben wie beispielsweise das Kopfrechnen. Obwohl Bewegungsaufgaben eine höhere Wertigkeit im Hinblick auf die Verknüpfung einzelner Gehirnareale haben, erzielen auch reine kognitive Aufgaben im Zusammenhang mit verschiedenen Sportarten Verbesserungen in der Leistungsfähigkeit unseres Gehirns.
Der Vorteil: Diese Übungen können mit fast jeder anderen Bewegung kombiniert werden!

Zahlensalat

Den Schwerpunkt dieser Übung bildet vermeintlich banales Zählen. Während die Basisübung 2 für das Single-Training gedacht ist, können Sie die anderen Übungen auch in der Gruppe ausführen. Dann sollten Sie aber für die Basisübung 3 und die folgenden Variationen 6 bis 12 eine Reihenfolge festlegen, damit jeder weiß, wann er der Ansager sein wird. Wenn Sie alleine trainieren, finden Sie die nötigen Ansagen wieder auf der CD.

Basisübung 1

Zählen Sie Dinge, die Sie sehen können. Wählen Sie je nach Sportart zwei Bereiche, die Ihnen während der Ausübung häufig begegnen: Personen, Autos, Laternen, Strommasten, Bäume, Getreidefelder, Trinkbecher, Lichter, Scheibengewichte von Geräten zum

Krafttraining, Hanteln usw. Zählen Sie die Dinge in beiden gewählten Bereichen, indem Sie den ersten Bereich bei 0 beginnend aufsteigend zählen und den zweiten Bereich bei 100 beginnend absteigend zählen.

Beispiel

Sie wählen für den ersten Bereich Autos und für den zweiten Bereich Personen. Wenn Ihnen nun ein Auto mit zwei Insassen begegnet, zählen Sie für den ersten Bereich 1 $(0 + 1 = 1)$ und ziehen beim zweiten Bereich 2 ab $(100 - 2 = 98)$.

Variation 1

Zählen Sie im ersten Bereich mit Zahlen und den zweiten Bereich mit Hilfe des Alphabets. Bei dem Beispiel von eben zählen Sie für das Auto 1 $(0 + 1 = 1)$ und für die Personen B (A–B).

Variation 2

Zählen Sie einen Bereich normal und den zweiten Bereich im 2er-Rhythmus (2, 4, 6 etc).

Variation 3

Zählen Sie einen Bereich normal und ziehen Sie den anderen Bereich davon ab.

Beispiel

Sie wählen für den ersten Bereich Personen und für den zweiten Bereich Autos.

Wenn Ihnen ein Auto mit zwei Insassen begegnet, zählen Sie für die Personen 2 dazu und ziehen für das Auto 1 ab (0 + 2 − 1 = 1). Beim nächsten Auto mit vier Insassen rechnen Sie 1 + 4 − 1 = 4.

Variation 4

Zählen Sie beide Bereiche abwechselnd mit Zahlen und Buchstaben (1-A-2-B-3-C etc).

Beispiel

Sie nehmen wieder das Beispiel von Variation 3. Beim ersten Auto zählen Sie drei Stationen weiter (zwei Personen und ein Auto), also 1-A-2 … Beim zweiten Auto zählen Sie 5 Stationen (vier Insassen und ein Auto) weiter, also … B-3-C-4-D.

Variation 5

Steigern Sie diese Übung durch das Einbeziehen weiterer Bereiche. Nehmen Sie beispielsweise noch Schilder hinzu. Sie zählen also Autos, Personen und Schilder.

Basisübung 2

Zählen Sie regelmäßig wiederkehrende Ereignisse, die Sie fühlen können, wie etwa Atemzüge, Wimpernschläge, Schritte, Armzüge (Rudern) oder Umdrehungen (Fahrradfahren). Wählen Sie je nach Sportart einen oder zwei Bereiche aus. Starten Sie bei 100 und zählen Sie rückwärts. Bei schnellen Bewegungen (z. B. Joggen) können Sie auch nur jeden zweiten oder dritten Schritt zählen.

Mein Tipp

Die Atmung sollte erst in das Zählen einbezogen werden, wenn sie automatisiert ist. Ansonsten ist es möglich, dass die Atmung plötzlich ungleichmäßig wird und Seitenstechen auftritt

Beispiel

Sie wählen Wimpernschläge und Atemzüge. Nun ziehen Sie für jeden Wimpernschlag oder Atemzug 1 von 100 ab. Falls Sie zwischen zwei Wimpernschlägen drei Atemzüge machen, wären Sie beim dritten Wimpernschlag bei 91: (100 − 1. Wimpernschlag = 99 − 3 Atemzüge = 96 − 2. Wimpernschlag = 95 − 3 Atemzüge = 92 − 3. Wimpernschlag = 91).

Weitere Variationen

Auch hier bieten sich die Variationen 1 bis 5 an. Achten Sie aber bitte darauf, dass Sie beim Schrittzählen mit gemischten Zählweisen (A-1-B-2-C-3 usw.) die Zahl immer beim linken Bein und den Buchstaben beim rechten Bein zählen, um auch dort die beiden Gehirnhälften gegengleich zu fordern.

Basisübung 3

Zählen Sie Dinge, die wir uns nur vorstellen können. Wählen Sie einen beliebigen Buchstaben mit Ausnahme von J, Q und X aus dem Alphabet aus. Jeder Ansager sagt ein beliebiges Wort und Sie zählen bitte, wie oft der von Ihnen gewählte Buchstabe in den Wörtern vorkommt. Ä, ö und ü werden als ae, oe und ue gewertet. Wenn Sie mit der CD üben, verwenden Sie am besten Track 22. Dieser Track ist auch am besten für die Variationen 6 bis 12 geeignet.

Beispiel

Sie wählen den Buchstaben »a«. Wenn die Worte Fahrbahn (zweimal »a«), Einrichtung (kein »a«) und Waechter (einmal »a«) angesagt werden, zählen Sie bis 3.

Variation 6

Zählen Sie bitte die Anzahl der Worte, in denen der von Ihnen gewählte Buchstabe vorkommt.
Beim Beispiel der Basisübung 3 müssten Sie nur »2« zählen, da in Einrichtung kein »a« enthalten ist.

Variation 7

Wie Variation 6, aber jetzt zählen Sie die Worte, in denen der von Ihnen gewählte Buchstabe nicht vorkommt.
Beim Beispiel der Basisübung 3 finden Sie nur ein Wort ohne »a«, so dass Sie »1« zählen.

Variation 8

Führen Sie die Basisübung 3 aus, allerdings so, dass Sie sich zwei Buchstaben für die Zahlübungen aussuchen.

Beispiel

Sie wählen zusätzlich das »t«. Bleiben wir bei den Wörtern Fahrbahn, Einrichtung und Waechter, zählen Sie insgesamt »5« (dreimal »a« und zweimal »t«).

Variation 9

Wie Variation 8, aber Sie dürfen die Buchstaben nicht mitzählen, wenn beide Buchstaben in einem Wort vorkommen.

Beispiel

Bei den Worten von Variation 8 dürfen Sie die beiden Buchstaben aus dem Wort Waechter nicht mitzählen, sodass Sie bis »3« zählen (zweimal »a« und einmal »t«).

Variation 10

Wie Variation 8, aber Sie zählen die Worte, in denen nur einer der beiden Buchstaben vorkommt. Beim Beispiel aus Variation 8 zählen Sie »2«, da im Wort Waechter beide Buchstaben vorkommen.

Variation 11

Wie Variation 8, aber Sie zählen nur die Worte, in denen keiner der beiden Buchstaben vorkommt. In unserem Beispiel also 0.

Variation 12

Selbstverständlich können Sie die Variationen 8 bis 11 beliebig steigern, indem Sie einfach die Zahl der Buchstaben erhöhen.

Buchstabensuppe

Viele von Ihnen werden Teile dieser Übung aus Ihrer Kindheit von dem Spiel »Stadt, Land, Fluss« kennen. Es geht tatsächlich darum, nach bestimmten Vorgaben Wörter zu bilden und diese dann »weiterzuverarbeiten«. Auch diese Übung ist sehr gut für Gruppen- oder Partnertraining geeignet. Für das Einzeltraining hilft natürlich wieder die CD.

Basisübung

Ein Ansager oder der CD-Track 25 sagt Ihnen verschiedene Kategorien aus der nachfolgenden Liste an. Finden Sie nun so schnell wie möglich ein Wort aus dieser Kategorie.
- Für jedes Wort mit weniger als fünf Buchstaben erhalten Sie fünf Punkte.
- Für Worte zwischen fünf und zehn Buchstaben gibt es zehn Punkte.
- Worte über 15 Buchstaben bringen 15 Punkte.

Wie viele Punkte schaffen Sie? Bereits benutzte Worte dürfen nicht ein zweites Mal verwendet werden.
Auch bei den Varationen 1 bis 5 können Sie den Track 25 der CD verwenden.

Mein Tipp

Wenn es für Sie anfangs zu schwer ist, sich die Punkte zu merken, zählen Sie nur die Anzahl der 10-Punkte-Wörter.

Verschiedene Kategorien
- Automarke
- Pflanze
- Land
- Stadt
- Kontinent
- Fluss oder See
- Tier
- Gemüsesorte
- Vorname
- Sportart
- Obstsorte
- Beruf
- Elektrogerät
- Künstler
- Werkzeug

Variation 1

Wählen Sie vorher einen Buchstaben aus und zählen Sie, wie oft dieser Buchstabe in Ihren Antworten vorkommt.

Beispiel

Sie wählen den Buchstaben »h« aus. Falls Ihre Antworten Hammer (Werkzeug), Handball (Sportart), Birne (Obstsorte) und Donau (Fluss) lauten, dann haben Sie lediglich zweimal ein »h« gezählt, nämlich in Hammer und Handball.

Variation 2

Wählen Sie vorher einen Buchstaben aus, der der Anfangsbuchstabe von allen Wörtern sein muss, und zählen Sie wie bei der Basisübung. Sie wählen wieder das »h« und könnten nun aus den gleichen Kategorien wie im Beispiel der Variation 1 beispielsweise folgende Wörter bilden: Hammer (Werkzeug), Handball (Sportart), Himbeere (Obstsorte) und Havel (Fluss). Da alle Worte zwischen 5 und 10 Buchstaben haben, bekommen Sie dafür 40 Punkte.

Variation 3

Wie Variation 2, aber jetzt zählen Sie, wie oft der gewählte Buchstabe in Ihren Antworten vorkommt.

Betrachten wir wieder das Beispiel aus Variation 2, dann kommt das »h« insgesamt viermal vor.

Variation 4

Führen Sie wieder die Basisübung durch, aber zählen Sie jetzt die Buchstabenzahl Ihrer Antworten. Die Anzahl der Buchstaben der einzelnen Wörter wird vom letzten Ergebnis abgezogen. Starten Sie bei 200.

Ziel ist es, nach einer bestimmten Anzahl von Ansagen so wenige Punkte wie möglich zu haben.

Beispiel

Nehmen wir noch einmal das Beispiel der Variation 1. Ihre Antworten waren Hammer (Werkzeug), Handball (Sportart), Birne (Obstsorte) und Donau (Fluss).

Aufgrund der Anzahl der Buchstaben der Antworten sieht Ihre Rechnung dann folgendermaßen aus:

$200 - 6 = 194 - 8 = 186 - 5 = 181 - 5 = 176$

Variation 5

Wie Variation 4, aber nun starten Sie bei 0, addieren die erste Antwort, subtrahieren die zweite, addieren die dritte, subtrahieren die vierte usw. Ziel ist es, nach einer bestimmten Anzahl von Ansagen so viele Punkte wie möglich zu haben.

Beispiel

Mit dem Beispiel der Variation 4 wären Sie nicht so erfolgreich.

Die Rechnung lautet: $0 + 6 = 6 - 8 = -2 + 5 = 3 - 5 = -2$. Besser ist das Beispiel aus Variation 2: $0 + 6 = 6 - 8 = -2 + 8 = 6 - 5 = 1$

Rechenschieber

Kopfrechnen war schon immer ein wirksames Mittel, um das Gehirn fit zu halten. Auch wenn es viele Menschen gibt, die mit Mathematik auf Kriegsfuß stehen, darf dieser elementare Baustein beim Training des Gehirns nicht fehlen. Den Schwierigkeitsgrad der Übung bestimmen Sie teilweise selbst, sodass sich jeder seinem Können entsprechend fordern kann. Einigen Sie sich bei den Übungen mit Ansagen durch ein Gruppenmitglied über die Reihenfolge. Beim Üben mit einem Partner wechseln Sie sich einfach mit dem Ansagen ab. Wenn Sie alleine trainieren, finden Sie die nötigen Ansagen wieder auf der CD.

Basisübung

Suchen Sie sich regelmäßig wiederkehrende Ereignisse wie Schritte, Atemzüge, Wimpern-

schläge, Armzüge (Rudern) oder Umdrehungen (Radfahren), die Sie als Auslöser für die
Rechenaufgabe nutzen können. Legen Sie
eine Zahl als Startpunkt und eine Rechenzahl
zwischen eins und zehn fest. Addieren Sie
nun bei jedem der gewählten Ereignisse die
Rechenzahl hinzu, bis Sie 100 überschritten
haben.
Wenn Sie beispielsweise den Startpunkt 5,
die Rechenzahl 3 und als Auslöser der Rechnung Atemzüge wählen, starten Sie bei 5 und
addieren bei jedem Atemzug 3 dazu. Daraus
ergibt sich folgende Reihe: $5 + 3 = 8 + 3 = 11 + 3 = 14$ usw.

Variation 1

Starten Sie bei 100 und ziehen Sie entsprechend der Basisübung immer die Rechenzahl
ab, bis Sie bei 0 angekommen sind.

Beispiel

Zum Beispiel ergibt sich bei Rechenzahl 3
folgende Reihe: $100 - 3 = 97 - 3 = 94 - 3 = 91 - 3 = 88 - 3 = 85$ usw.

Variation 2

Wählen Sie zwei Rechenzahlen und einen
Startpunkt aus. Addieren Sie die größere der
beiden Zahlen und ziehen Sie dann die klei-
nere ab.

Beispiel

Sie wählen als Startpunkt 7 und als Rechenzahlen 2 und 5. Es ergibt sich folgende Reihe:
$7 + 5 = 12 - 2 = 10 + 5 = 15 - 2 = 13$ usw.

Basisübung 2

Legen Sie eine beliebige Startzahl fest und
sagen Sie sich in der Gruppe immer abwechselnd eine Zahl an. Addieren Sie nun
im Kopf die angesagten Zahlen. Beginnen
Sie zunächst mit einstelligen Zahlen. Im
weiteren Verlauf können Sie dann auch
zweistellige Zahlen nutzen. Wenn Sie alleine
trainieren, werden Ihnen die CD-Tracks 6
und 7 die Zahlen ansagen (auch bei den
Variationen 3 und 4).

Variation 3

Starten Sie bei 100 und ziehen Sie immer die
angesagte Zahl ab.

Variation 4

Legen Sie in der Gruppe mit der Zahl auch die
gewünschte Rechenoperation fest, verwenden Sie die vier Grundrechenarten Addieren,
Subtrahieren, Multiplizieren und Dividieren.
Um nicht sofort mit der Höchstschwierigkeit
zu beginnen, sollten Sie zunächst lediglich
addieren und subtrahieren, ehe Sie die anderen Rechenarten hinzufügen. Wenn Sie alleine
trainieren, müssen Sie nach jeder Zahl, die
Ihnen angesagt wird, eine Grundrechenart für
die folgende Zahl auswählen. Starten Sie bei
0. Später können Sie jede beliebige Zahl als
Startpunkt festlegen.

Beispiel

Zum Beispiel werden Ihnen die folgenden
Zahlen der Reihe nach angesagt: $5 - 8 - 2 - 3 - 1 - 4$. Sie hören also die 5, legen fest, die

Zahl zu addieren, und erhalten als Ergebnis 5 (0 + 5). Dann hören Sie die 8, legen fest, die Zahl zu multiplizieren, und erhalten dann 40 (5 × 8). Sie hören die 2, legen Dividieren fest und erhalten 20 (40 : 2). Sie hören die 3, legen Subtrahieren fest und erhalten die 17 (20 − 3). Sie hören die 1, bestimmen Subtrahieren und erhalten 16 (17 − 1). Jetzt hören Sie 4, bestimmen Dividieren und erhalten 4 (16 : 4) usw.

Variation 5

Wie Variation 4, aber Sie sollten jetzt zusätzlich zu den Zahlen auch umschriebene Werte einbauen. Die untenstehende Aufzählung gibt Ihnen dazu einige Ideen. Wenn Sie alleine trainieren, hilft Ihnen der Track 26 auf der CD.

Beispiel

Zum Beispiel werden Ihnen angesagt:
5 – Tagesdatum – 8 – Zahl der Buchstaben von »Trinken« – 4. Falls Sie am 15. Mai trainieren, könnte Ihre Reihe folgendermaßen aussehen:

- Sie hören 5, beschließen, die Zahl zu addieren, und erhalten als Ergebnis 5 (0 + 5).
- Sie hören Tagesdatum (= 15), bestimmen Addition und erhalten 20 (5 + 15).
- Sie hören 8, bestimmen Subtraktion und erhalten 12 (20 − 8).
- Sie hören »Zahl der Buchstaben von Trinken« (= 7), bestimmen Multiplikation und erhalten 84 (12 × 7).
- Sie hören 4, bestimmen Dividieren und erhalten 21 (84 : 4) usw.

Umschriebene Werte

- Tagesdatum
- Jahreszahl eines Ereignisses
- Monat
- Zahl der Buchstaben eines Wortes
- Alter eines gemeinsamen Bekannten
- Zahlen der Postleitzahl

Dichter

Obwohl bei fast allen bisher dargestellten Übungen auch immer die rechte Gehirnhälfte mit eingebunden war, kommen insgesamt die Zahlenliebhaber mehr auf ihre Kosten. Diese Übung allerdings hat mit Zahlen nichts zu tun. Hier können Sie Ihr Geschick im Umgang mit Worten verbessern. In der Gruppe muss zwingend eine Reihenfolge für die Antworten festgelegt werden, damit nicht alle Antworten gleich sind.

Die Antworten kommen also nacheinander, was es für den Letzten wesentlich erschwert, weil er die Antworten der anderen nicht verwenden darf, aber durch sie in seiner Konzentration gestört wird. Da aber jeder einmal der Letzte ist, finden alle wieder die gleichen Bedingungen vor. Beim Üben mit einem Partner wechseln Sie sich einfach mit Ansagen ab. Für Solotrainings hilft wieder die CD.

Basisübung

Der erste Ansager sucht sich eine Rubrik aus und gibt sie laut bekannt. In der vorher festgelegten Reihenfolge muss nun jeder ein Wort aus dieser Gruppe nennen. Dann sagt der Nächste an. Beim Solotraining bekommen Sie die Ansagen auf Track 27 der CD.

Liste der Rubriken

- Politik
- Wirtschaft
- Kultur
- Gesundheit
- Sport
- Wissenschaft
- Religion
- Unterhaltung
- Geschichte
- Literatur

Beispiel

Der Erste nennt den Begriff Gesundheit. Der Zweite nennt Arzt, der Dritte Medizin und Sie antworten als Vierter mit Krankenkasse. Jetzt muss der Zweite eine Rubrik nennen. Er sagt Sport. Der Dritte nennt Ball, Sie als Vierter sagen Trainer und der Erste gibt Wettkampf an. Jetzt muss der Dritte eine Rubrik nennen usw. Falls die Ansagen auf der CD zu kurz hintereinander kommen, können Sie auch nur jede zweite oder dritte angesagte Rubrik beantworten. Dies gilt insbesondere bei den folgenden Variationen, wenn Ihnen die gesuchten Begriffe nicht sofort einfallen.

Variation 1

In der Gruppe sagt der Erste eine Rubrik an, der Zweite einen Gegenstand aus dieser Rubrik und der Dritte eine Tätigkeit dazu. Der Vierte beginnt wieder mit einer neuen Rubrik.

Beispiel

Politik – Bundestag – abstimmen. Wenn die Anzahl der Teilnehmer durch drei teilbar ist, sollten Sie dazu übergehen, dass der Dritte nach der Ansage der Tätigkeit gleich die neue Rubrik ansagt, damit ein ständiger Wechsel erfolgt. Track 27 der CD hilft beim Einzeltraining.

Variation 2

Sie üben wie bei Variation 1, aber der Zweite nennt eine berühmte Person aus dieser Rubrik und der Dritte das Land, aus dem diese kommt.

Beispiel

Wissenschaft – Einstein – Deutschland (Track 27).

Variation 3

Wie Variation 1, aber der Zweite nennt eine Tätigkeit und der Dritte ein Synonym dazu (Track 27).

Beispiel

Sport – Laufen – Rennen. Um zur Abwechslung auch mal andere Ansagen zu verwenden, können Sie auch die Kategorien des Tracks 25 aus der Übung »Buchstabensuppe« (siehe Seite 113 f.) nutzen.

Variation 4

Wie Variation 3, aber der Dritte nennt ein Antonym (Gegenteil) dazu.

Beispiel
Unterhaltung – Singen – Schweigen
(Track 25, 27).

Beispiel
Gesundheit – Lunge – Junge (Track 25, 27).

Variation 5
Wie Variation 1, aber der Zweite nennt ein beliebiges Wort aus der angesagten Rubrik und
der Dritte muss dazu ein Wort bilden, das sich
darauf reimt.

Variation 6
Wie Variation 5, aber der dritte Begriff muss
ebenfalls aus der Rubrik stammen.

Beispiel
Gesundheit – Lunge – Zunge (Track 25, 27).

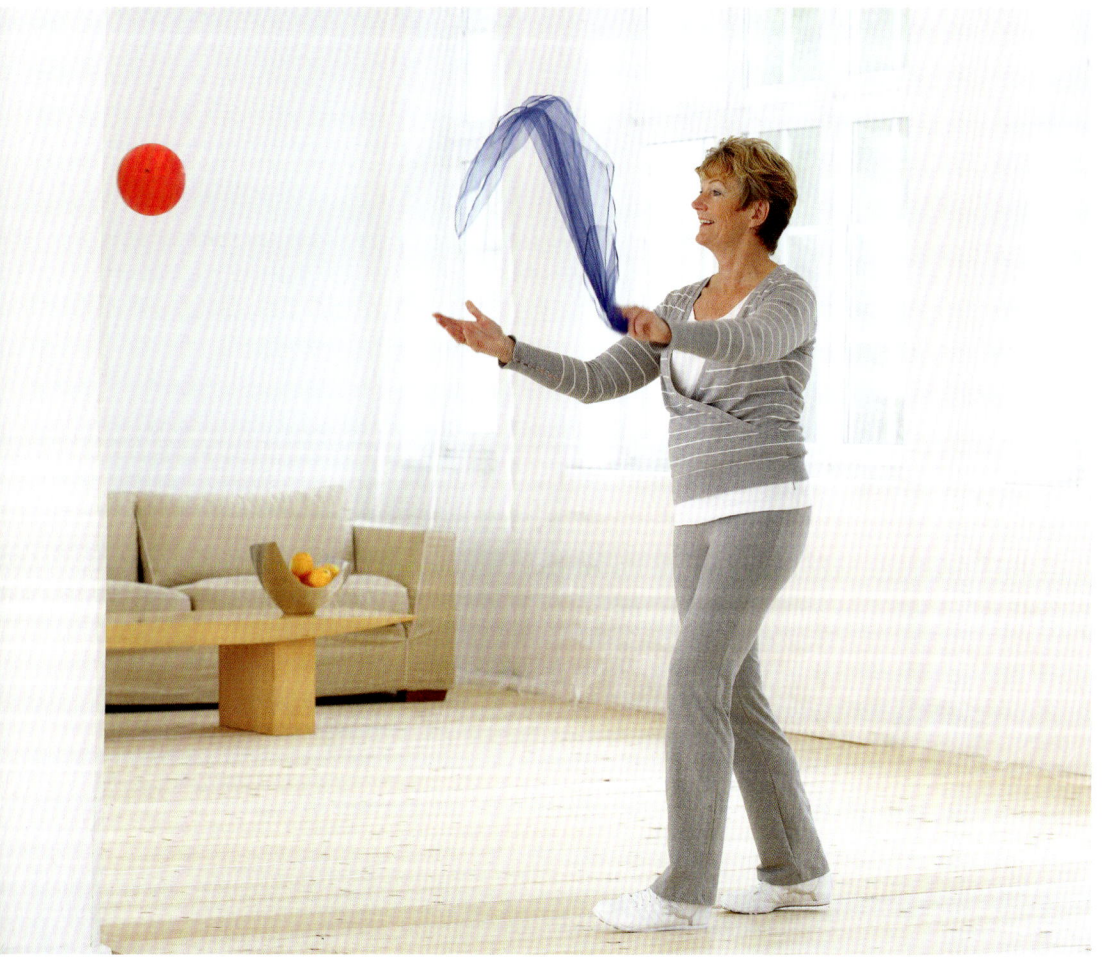

Ausblick

Mit den 25 Basisübungen in 150 Varianten steht Ihnen ein großes Reservoire zur Verfügung, um Ihr Gehirn auf Dauer leistungsfähig zu halten, ohne dass es langweilig wird.

Dennoch gibt Ihnen dieses Buch nur einen winzigen Einblick in die Life-Kinetik®-Welt und dient nur dazu, im kleinen privaten Kreis Life Kinetik® ein wenig kennenzulernen. Nur ein ausgebildeter und lizenzierter Life-Kinetik®-Trainer kann und darf Ihnen das perfekt abgestimmte Training bieten, das Ihre 100 Milliarden Gehirnzellen noch viel effektiver und gezielter fordert.

Diverse wissenschaftliche Untersuchungen belegen, dass Life Kinetik® viele positive Effekte erzielt.
Die Universität Köln konnte durch Prof. Dr. Matthias Grünke beweisen, dass dieses Training wie kaum ein anderes Ihr fluides Gedächtnis verbessert. Das ist der Teil des Gehirns, der für die Auffassungsgabe und die Verarbeitungsgeschwindigkeit zuständig ist.
Im Rahmen eines sportwissenschaftlichen Projektes konnte an der Universität der Bundeswehr in Neubiberg gezeigt werden, dass sich die Gleichgewichtsfähigkeit, die Auge-Hand- und die Auge-Bein-Koordination positiv verändern.
Eine weitere Untersuchung des Kompetenzzentrums für Gesundheit und Fitness SALUTO unter der Leitung von Prof. Dr. Elmar Wienecke zeigte, dass Life Kinetik® Ihre Fehlerquote und Ihre Stressbelastung enorm reduziert. Viele Eltern und Lehrer freuen sich über die verbesserten schulischen Leistungen ihrer Schützlinge. Selbst Kliniken für hyperaktive Kinder setzen dieses Training ein, weil es den Therapieerfolg steigert. Damit leistet es einen wichtigen Beitrag für die Entwicklung der Möglichkeiten des Gehirns von nahezu jedem Menschen.

Starten Sie mit diesem Buch und nutzen Sie zusätzlich das Kursangebot eines Life-Kinetik®-Trainers in Ihrer Nähe (den finden Sie unter www.lifekinetik.de) oder werden Sie selbst Life-Kinetik®-Trainer mit Hilfe der Life-Kinetik®-Trainer-Ausbildung. Denn spätestens dann beherrschen Sie Ihren 600-PS-Sportwagen und können schneller unterwegs sein als jemals zuvor!

Erfolg hat nur, wer etwas tut, während er darauf wartet.

Thomas Alva Edison (1847 bis 1931)

Ich bedanke mich von ganzem Herzen beim gesamten Life-Kinetik®-Team um meinen Partner Josef Bauer und insbesondere bei Dir, Josef, für die großartige Unterstützung und den nimmermüden, fantastischen Einsatz rund um Life Kinetik®. Ohne Euch wäre all das nicht möglich!

Über den Autor

Diplomsportlehrer Horst Lutz wurde 1961 geboren. Er war als Fußballtrainer in Island und hauptberuflich als Jugendleiter und -trainer beim TSV 1860 München tätig.

Seit Ende der 1980er Jahre ist er parallel zu Lehrtätigkeiten im Sport (Bund deutscher Fußballlehrer, verschiedene Fußballlandesverbände) auch als freiberuflicher Dozent für diverse Unternehmen, die IHK und Berufsbildungswerke aktiv. Parallel dazu betreut er seit 1996 talentierte Sportler in den Bereichen Technik- und Taktiktraining, konditionelle Ausbildung und Ernährungsphysiologie. Während der Ausbildung zum Gesundheitscoach begeisterte ihn die Idee, das Gehirn durch Bewegung zu fordern. Das Zusammenfügen verschiedener Konzepte mit vielen eigenen Entwicklungen ließ Life Kinetik® entstehen. Seit 2007 konzentriert er sich ausschließlich auf die Verbreitung dieser Methode durch Trainerausbildungen und Coachings für Privatpersonen, Unternehmen, Bildungseinrichtungen und Hochleistungssportler, wie Felix Neureuther oder Simone Hauswald, aber auch ganze Mannschaften, darunter einige

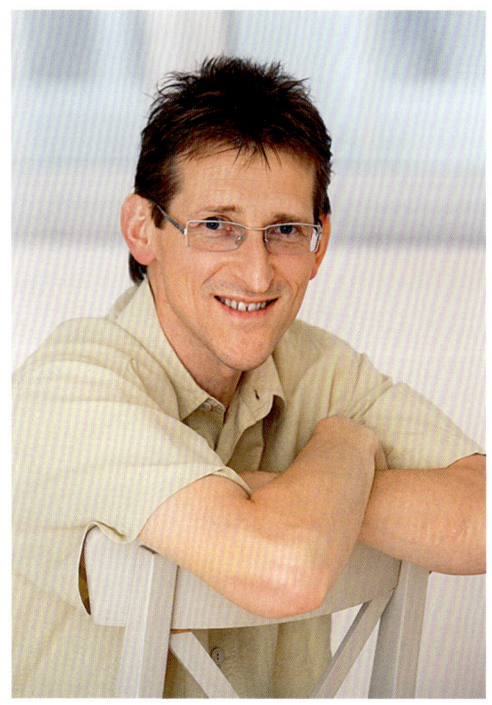

Fußball-Bundesliga-Mannschaften, die gesamte deutsche alpine Skinationalmannschaft, die russische Skisprungnationalmannschaft und weitere Erstliga-Vereine (Volleyball, Eishockey).

Inhalt der CD

Empfehlenswerte Literatur

BACHMANN, KLAUS: Doping fürs Gehirn, in GEO Serie »Besser lernen«, Januar 2005

BECK, F. (2005). Dopaminerg vermittelte Ausbildung interner Bewegungsrepräsentationen. Sportwissenschaft, 35 (4), 403–414.

BECK, F. & BECKMANN, J. (2009). Die Bedeutung striataler Plastizitätsvorgänge und unerwarteten Bewegungserfolgs für sportmotorisches Lernen. Sportwissenschaft, im Druck.

CAMPENHAUSEN, JUTTA VON: Schlauer essen, in Stern »Gesund Leben«, – Ausgabe 6/2005

CARMICHAEL, MARY: Schneller, gesünder, schlauer, Stern Nr. 16/2007, »Die heilende Kraft des Sports«

CORRELL, WERNER: Verstehen und Lernen. Moderne Verlagsgesellschaft

DENNISON, PAUL E./DENNISON, GAIL E.: Brain-Gym Lehrerhandbuch. VAK Verlags GmbH, 2004

GEUTER, ULFRIED: Was Kinder schlau macht, Reader's Digest Deutschland, Ausgabe 12/2006

HAHN, ANDREAS: Sekundäre Pflanzenstoffe – Die neuen Vitamine?, in Deutsche Apothekerzeitung Nr. 5/2005

HARRISON, PAM: Strategischer Vorteil Alter, Reader's Digest Deutschland, Ausgabe 8/2005

LINDNER, MARTIN/WERTH, REINHARD: Zentrale ohne Zentrum, in GEO kompakt Nr. 2, April 2005 »Das Wunder Mensch«

LUCZAK, HANIA: Das Unbewusste, in GEO Serie »Besser lernen«, Dezember 2004

MECHSNER, FRANZ: Die Lust am Wissen, in GEO Serie »Besser lernen«, November 2004

MECHSNER, FRANZ: Wie das Wissen in den Kopf kommt, in GEO Serie – »Besser lernen«, Oktober 2004

MOHR, JOSEF: Im Gleichklang der Kräfte. Edition Erfolg Verlag e.K., 2006

MÜLLER, TORBEN: Wissen schafft Hirn, in Stern »Gesund Leben«, Ausgabe 6/2004

OCHMANN, FRANK: Die Ich-Maschine, in Stern »Gesund Leben«, Ausgabe 2/2005

PAETSCH, MARTIN/TREPEL, MARTIN: Im Netz der Signale, in GEO kompakt Nr. 2, April 2005, »Das Wunder Mensch«

RAUCH, JUDITH: Gesund in die besten Jahre, Reader's Digest Deutschland, Ausgabe 6/2005

READER'S DIGEST: Gehirn und Nerven. Unser Körper, unsere Gesundheit. 2002

READER'S DIGEST: Geist und Seele. Unser Körper, unsere Gesundheit. 2004

READER'S DIGEST: Hals, Nase und Ohren. Unser Körper, unsere Gesundheit. 2003

READER'S DIGEST: Spielerisch zu einem besseren Gedächtnis. 2006

READER'S DIGEST: Das Neueste aus der Medizin 2004 bis 2007

READER'S DIGEST: Das Beste für Deutschland, Ausgaben 1/2005, 8/2005, 6/2006, 8/2006, 12/2006

Reader's Digest Wissenswelt: Körper und Gesundheit, 2007

ROTH, GERHARD: Expedition ins Gehirn, 3-teilige Fernsehreihe auf 3Sat, 2006

ROTH, GERHARD/SPITZER, MANFRED/CASPARY, RALF: Lernen und Gehirn. Der Weg zu einer neuen Pädagogik. Herder, 2006

RUSCH, HORST/WEINECK, JÜRGEN: Sportförderunterricht. Hofmann, Schorndorf, 2007

SINGER/WOLF: Ein wunderbares Organ, in GEO kompakt Nr. 2, April 2005, »Das Wunder Mensch«

SPITZBART, MICHAEL: Fit Forever – 3 Säulen für Ihre Leistungsfähigkeit. Wessp Verlag, 2001

SPITZER, MANFRED: Lernen. Gehirnforschung und die Schule des Lebens. Spektrum Akademischer Verlag, 2002

SPITZER, MANFRED: Lernen. Geist im Netz. Modelle für Lernen, Denken und Handeln, Spektrum Verlag, 2000

ZINTL, FRITZ/EISENHUT, ANDREA: Ausdauertraining: Grundlagen, Methoden, Trainingssteuerung. BLV, 2004

Im Internet

Health & Science Research, New York, www.health-science. com/tissue-cleansing.html

www.hunzawasser.de/Langlebigkeit/body-langlebigkeit.html

www.muellerscience.com/SPEZIALITAETEN/Ganzheit/G-historisch/evolutionaeres-Paradigma.htm, 1988

Stichwortverzeichnis

**Bibliografische Information
der Deutschen Nationalbibliothek**

Die Deutsche Nationalbibliothek verzeichnet
diese Publikation in der Deutschen National-
bibliografie; detaillierte bibliografische Daten
sind im Internet über http://dnb.d-nb.de
abrufbar.

2., neu bearbeitete Auflage (Neuausgabe)

BLV Buchverlag GmbH & Co. KG
80797 München

© 2010 BLV Buchverlag GmbH & Co. KG,
München

Bildnachweis: Alle Fotos Ulli Seer, außer:
Polar: S. 32; Reusse, Michael: S. 34;
Gettyimages: S. 108
Grafiken: Jörg Mair, München
Umschlagfotos: Vorderseite: mattonimages;
Ball: fotolia; Rückseite: Ulli Seer
Herstellung: Ruth Bost
DTP: Satz+Layout Peter Fruth GmbH, München

Gedruckt auf chlorfrei gebleichtem Papier

Printed in Germany
ISBN 978-3-8354-0674-2

Hinweis
Das vorliegende Buch wurde sorgfältig
erarbeitet. Dennoch erfolgen alle Angaben
ohne Gewähr. Weder Autor noch Verlag
können für eventuelle Nachteile oder
Schäden, die aus den im Buch vorge-
stellten Informationen resultieren, eine
Haftung übernehmen.

Die in diesem Buch beschriebenen Übungen sind nur ein kleiner Ausschnitt aus
dem Life-Kinetik®-Bewegungsprogramm
zur Gehirnentfaltung. Es gibt Anwender-
kurse mit wöchentlich einer Übungs-
stunde, Tagesworkshops zur Vertiefung
des Buches für das Training zu Hause,
Trainerausbildungen für ein neues Be-
rufsfeld oder ein zusätzliches Standbein
für Trainer und Therapeuten. Mehr darüber erfahren Sie unter www.lifekinetik.de
und unter Tel.: 0049-(0)8178–4931.

Wie die Bundesliga-Profis: spielerisch die Leistung steigern

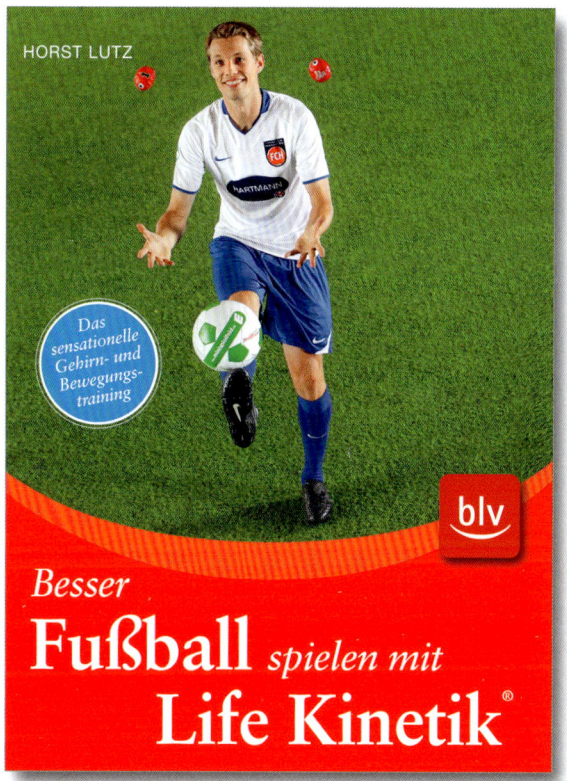

Horst Lutz

Besser Fußball spielen mit Life Kinetik®

Das verblüffende Trainingskonzept, auf das die Bundeliga-Profis schwören ·
Auch für das Nachwuchstraining ideal · Spielerische Übungen zur Ver-
besserung von Technik, Beweglichkeit, Koordination, Ausdauer und Taktik ·
Geeignet als Einzeltraining, zum Üben mit Partner oder mit der Mannschaft.
ISBN 978-3-8354-0584-4

Bücher fürs Leben.

Verspannungen vorbeugen –
Schmerzen einfach wegtrainieren

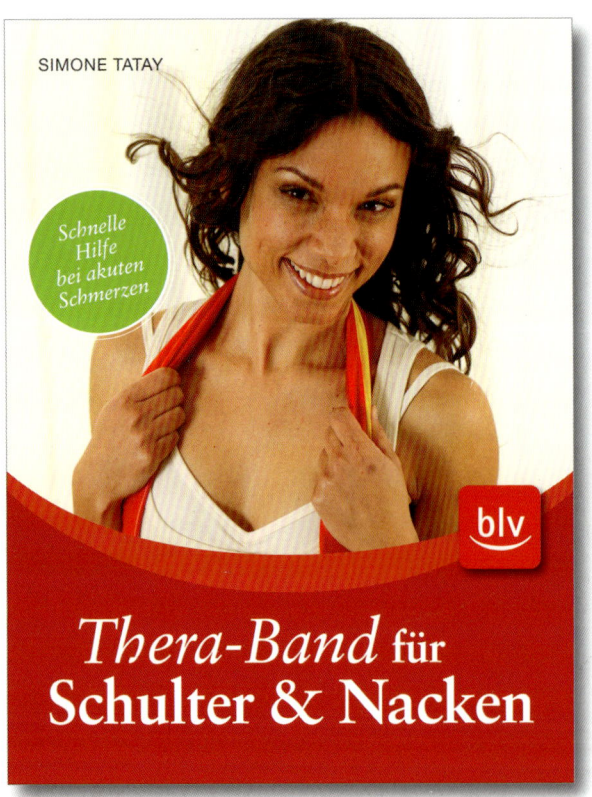

Simone Tatay
Thera-Band für Schulter & Nacken
Der einzige Thera-Band-Titel speziell für Schultern und Nacken ·
Schmerzen gezielt wegtrainieren: Übungen zur Entlastung des Schulter- und
Nackenbereichs, zum Kräftigen der Muskulatur und zum Entspannen ·
Mit praktischer Spiralbindung.
ISBN 978-3-8354-0536-3

Bücher fürs Leben.